ANATOMIA Y FISIOLOGIA

DEL SISTEMA NERVIOSO

LUDWING V. ROMERO F.

ANATOMIA Y FISIOLOGIA

DEL SISTEMA NERVIOSO

LUDWING V. ROMERO F.

Published 2022

Prólogo

El presente libro es el segundo de varios ejemplares que ayudaran al estudiante en ciencias de la salud, profesional y persona interesada a comprender todo lo relacionado con nuestro sistema nervioso.

He tenido la oportunidad como Facilitador en Fisioterapia Neurológica y Técnicas Manuales de formar a profesionales en la Rehabilitación y durante las clases he visto la necesidad que el alumno tenga a la mano un material educativo, didáctico y sintetizado el cual pueda revisar en cualquier momento que lo necesite.

En la educación del siglo XXI la transferencia de conocimiento es efectiva cuando el estudiante o profesional aprende sencillo, práctico y continúo, por ende, utilizaré el medio electrónico para el aprendizaje de la Anatomía y Fisiología de Sistema Nervioso ya que con esto se logrará bases elementales para el entendimiento de las Patologías Neurológicas y la aplicación de Técnicas de tratamiento en Fisioterapia que se irán desarrollando en futuros libros electrónicos.

Puedes unirte a mis redes sociales Facebook, Instagram, Google+ y YouTube para estar informado sobre Avances en Ciencias de la Salud.

Lcdo. Ludwing Romero

INDICE

ANATOMÍA DEL SISTEMA NERVIOSO

El Sistema Nervioso

Es una red compleja de estructuras especializadas (encéfalo, médula espinal y nervios) que tienen como misión controlar y regular el funcionamiento de los diversos órganos y sistemas, coordinando su interrelación y la relación del organismo con el medio externo. El sistema nervioso está organizado para detectar cambios en el medio interno y externo, evaluar esta información y responder a través de ocasionar cambios en músculos o glándulas.

El sistema nervioso se divide en dos grandes subsistemas: 1) sistema nervioso central (SNC) compuesto por el encéfalo y la médula espinal; y 2) sistema nervioso periférico (SNP), dentro del cual se incluyen todos los tejidos nerviosos situados fuera del sistema nervioso central

El SNC está formado por el encéfalo y la médula espinal. El encéfalo es la parte del sistema nervioso central contenida en el cráneo y el cuál comprende el cerebro, el cerebelo y el tronco encefálico. La médula espinal es la parte del sistema nervioso central situado en el interior del canal vertebral y se conecta con el encéfalo a través del agujero occipital del cráneo. El SNC (encéfalo y médula espinal) recibe, integra y correlaciona distintos tipos de información sensorial.

Además, el SNC es también la fuente de nuestros pensamientos, emociones y recuerdos. Tras integrar la información, a través de funciones motoras que viajan por nervios del SNP ejecuta una respuesta adecuada.

El sistema nervioso periférico está formado por nervios que conectan el encéfalo y la médula espinal con otras partes del cuerpo. Los nervios que se originan en el encéfalo se denominan nervios craneales, y los que se originan en la médula espinal, nervios raquídeos o espinales. Los ganglios son pequeños acúmulos de tejido nervioso situados en el SNP, los cuales contienen cuerpos neuronales y están asociados a nervios craneales o a nervios espinales. Los nervios son haces de fibras nerviosas periféricas que forman vías de información centrípeta (desde los receptores sensoriales hasta el SNC) y vías centrífugas (desde el SNC a los órganos efectores).

La Neurona

Es importante resaltar que el tejido nervioso consta de dos tipos de células: las neuronas y la neuroglia o glía.

Las neuronas son las células responsables de las funciones atribuidas al sistema nervioso: pensar, razonar, control de la actividad muscular y sentir. Son células excitables que conducen los impulsos que hacen posibles todas las funciones del sistema nervioso. Representan la unidad básica funcional y estructural del sistema nervioso. El encéfalo humano contiene alrededor de 100.000 millones de neuronas.

Aunque pueden tener distintas formas y tamaños, todas las neuronas tienen una estructura básica y constan de 3 partes esenciales: cuerpo neuronal, dendritas y axones.

* El cuerpo o soma neuronal contiene el núcleo y el citoplasma, con todos sus orgánulos intracelulares, rodeado por la membrana plasmática.

* Las dendritas son prolongaciones cortas ramificadas, en general múltiples, a través de las cuales la neurona recibe estímulos procedentes de neuronas vecinas con las cuales establece una sinapsis o contacto entre células.

* El axón es una prolongación, generalmente única y de longitud variable, a través de la cual el impulso nervioso se transmite desde el cuerpo celular a otras células nerviosas o a otros órganos del cuerpo. Cerca del final, el axón, se divide en terminaciones especializadas que contactarán con otras neuronas u órganos efectores.

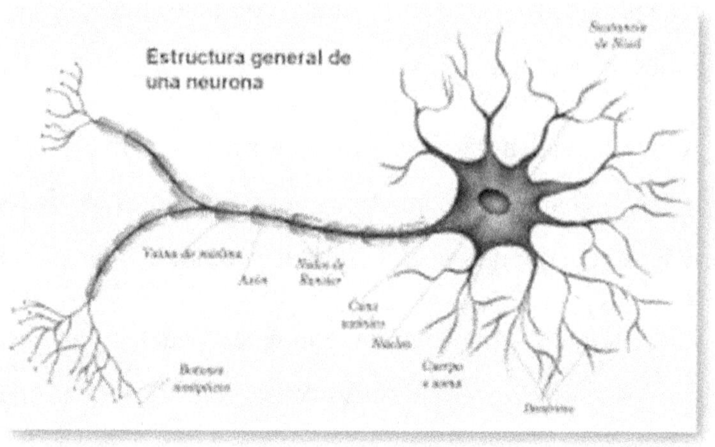

El lugar de contacto entre dos neuronas o entre una neurona y un órgano efector es una sinapsis. Para formar la sinapsis, el axón de la célula presináptica se ensancha formando los bulbos terminales o terminal presináptica los cuales contienen sacos membranosos diminutos, llamados vesículas sinápticas que almacenan un neurotransmisor químico. La célula postsináptica posee una superficie receptora o terminal postsináptica. Entre las dos terminales existe un espacio que las separa llamado hendidura postsináptica.

La Neuroglia

Las neuronas están sostenidas por un grupo de células no excitables que en conjunto se denominan neuroglia. Las células de la neuroglia son, en general, más pequeñas que las neuronas y las superan en 5 a 10 veces en número. Las principales células de la neuroglia son: astrocitos, oligodendrocitos, las microglías, células ependimarias, células de Swchann, y células satélites.

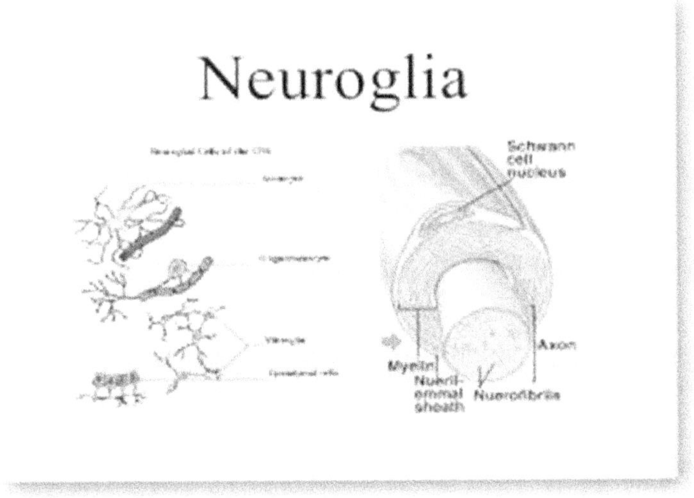

Los astrocitos son pequeñas células de aspecto estrellado que se encuentran en todo el SNC. Desempeñan muchas funciones importantes dentro del SNC, los astrocitos no son simples células de sostén pasivas. Así, forman un armazón estructural y de soporte para las neuronas y los capilares gracias a sus prolongaciones citoplasmáticas.

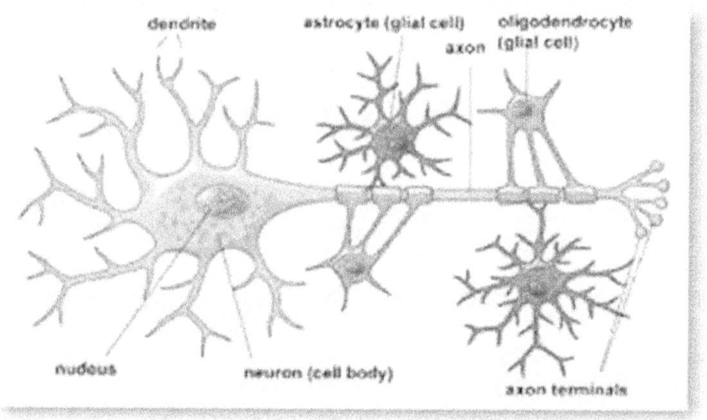

Asimismo, mantienen la integridad de la barrera hemo encefálica, una barrera física que impide el paso de determinadas sustancias desde los capilares cerebrales al espacio intersticial. Además, tienen una función de apoyo mecánico y metabólico a las neuronas, de síntesis de algunos componentes utilizados por estas y de ayuda a la regulación de la composición iónica del espacio extracelular que rodea a las neuronas.

Los Oligodendrocitos son células más pequeñas, con menos procesos celulares. Su principal función es la síntesis de mielina y la mielinización de los axones de las neuronas en el SNC. Cada oligodendrocito puede rodear con mielina entre 3 y 50 axones. La mielina se dispone formando varias capas alrededor de los axones, de tal forma que los protege y aísla eléctricamente.

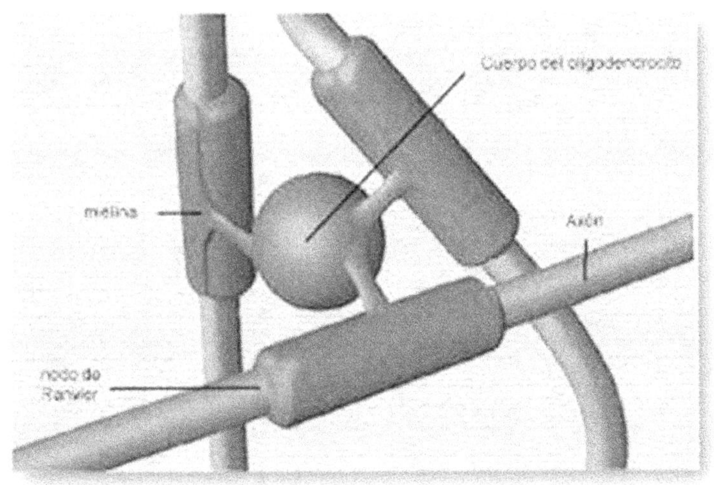

La mielinización, además, contribuye de forma muy importante a aumentar la velocidad de conducción de los impulsos nerviosos a través de los axones. A intervalos en toda la longitud del axón hay interrupciones de la vaina de mielina, llamadas nódulos de Ranvier. Los axones rodeados de mielina se denominan axones mielínicos, mientras que los que carecen de ella se llaman amielínicos.

Las Microglias son células pequeñas con función fagocitaria, importantes en la mediación de la respuesta inmune dentro del SNC.

Las Microglias tienen su origen en las células madre hematopoyéticas embrionarias.

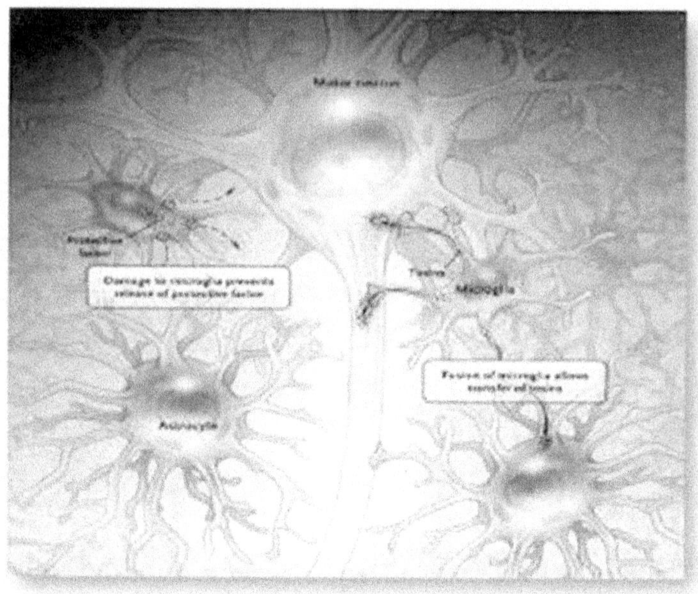

    Las células ependimarias son células ciliadas que tapizan la pared del sistema ventricular y del epéndimo. La C.E., son células móviles que contribuyen al flujo del líquido cefalorraquídeo (LCR).

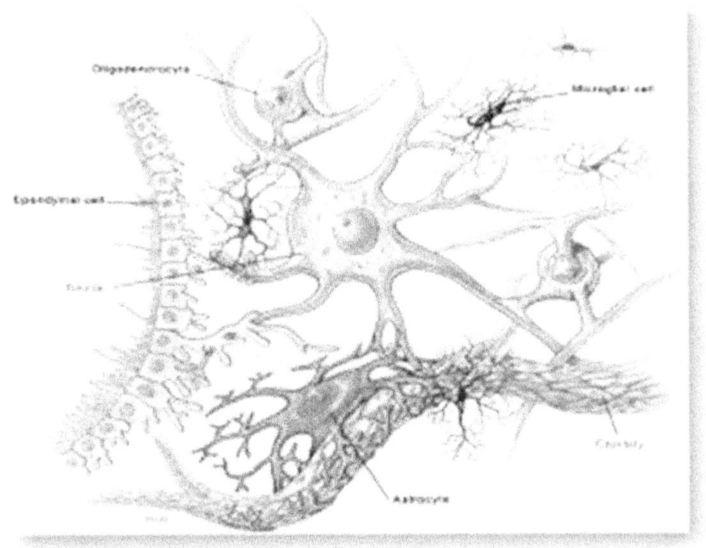

Las células de Schwann son células de la neuroglia situadas en el sistema nervioso periférico, las cuales sintetizan la mielina que recubre los axones a este nivel. Cada célula rodea a un solo axón.

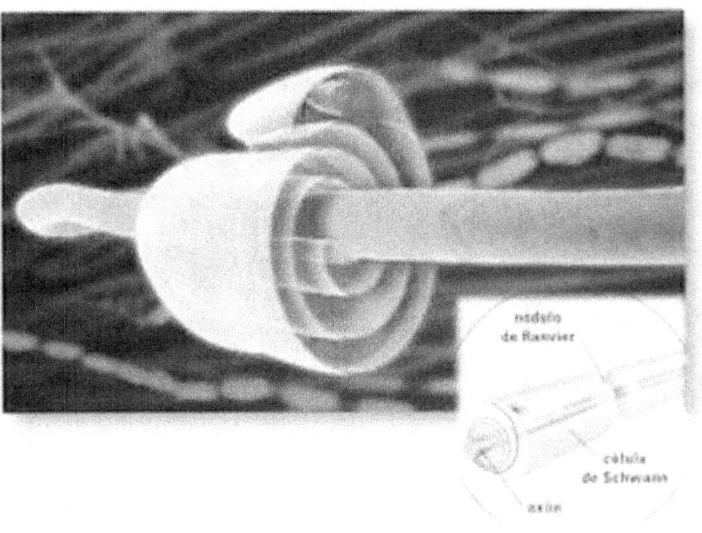

Las Células Satélites son células de soporte de las neuronas de los ganglios del SNP. En un corte fresco del encéfalo o la médula espinal, algunas regiones son de color blanco y brillante y otras grisáceas.

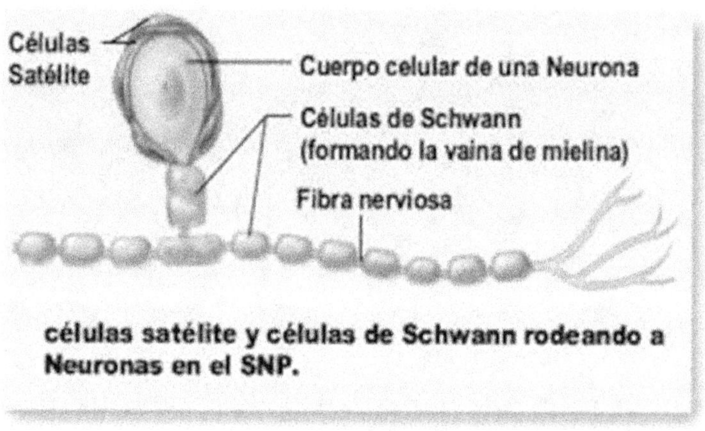

La sustancia blanca corresponde a la sustancia del encéfalo y la médula espinal formada por fibras nerviosas mielínicas y por tejido neuroglial. Es el color blanco de la mielina lo que le confiere su nombre. La sustancia gris está integrada por neuronas y sus prolongaciones, fibras nerviosas mielínicas y amielínicas y células gliales. Su color grisáceo se debe a la escasez de mielina.

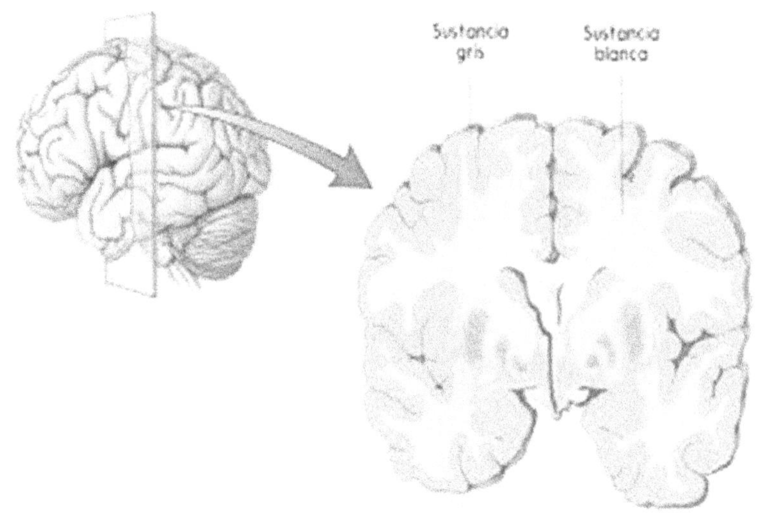

SISTEMA NERVIOSO CENTRAL

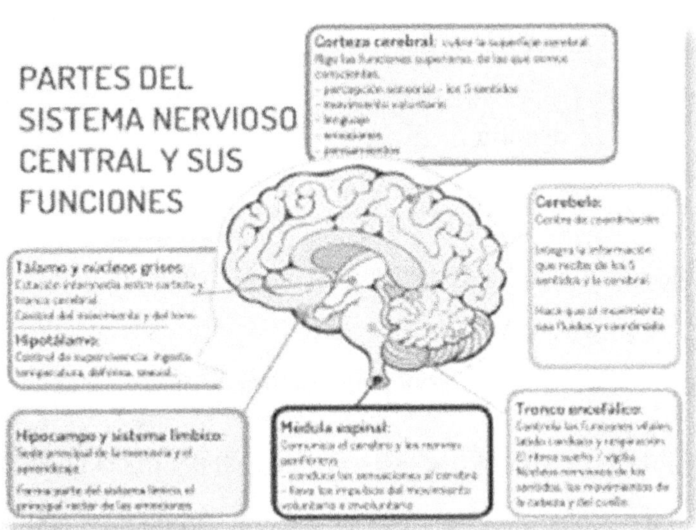

EL ENCÉFALO

El encéfalo consta de cuatro partes principales: el tronco del encéfalo, el cerebelo, el diencéfalo y el cerebro.

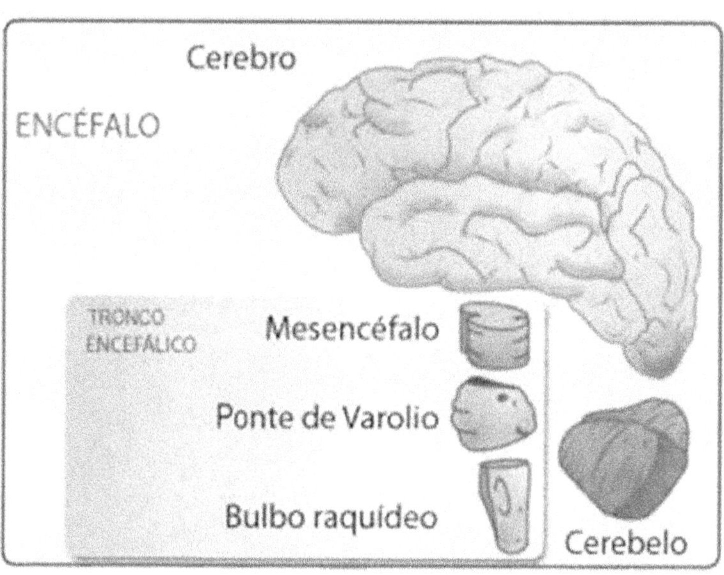

El Tronco Encefálico

Consta a su vez de tres partes que se describirán a continuación, el bulbo raquídeo, la protuberancia y el mesencéfalo, es de vital importancia ya que salen diez de los doce pares craneales los cuales se ocupan de la inervación de estructuras situadas en la cabeza.

El Bulbo Raquídeo: es la parte del encéfalo que se une a la medula espinal y constituye la parte inferior del tronco encefálico. En el bulbo se localizan fascículos ascendentes (sensoriales) y descendentes (motores) que comunican la médula espinal con el encéfalo, además de numerosos núcleos o centros (masas de sustancia gris) que regulan diversas funciones vitales, como la función respiratoria, los latidos cardíacos y el diámetro vascular. Otros centros regulan funciones no vitales como el vómito, la tos, el estornudo, el hipo y la deglución.

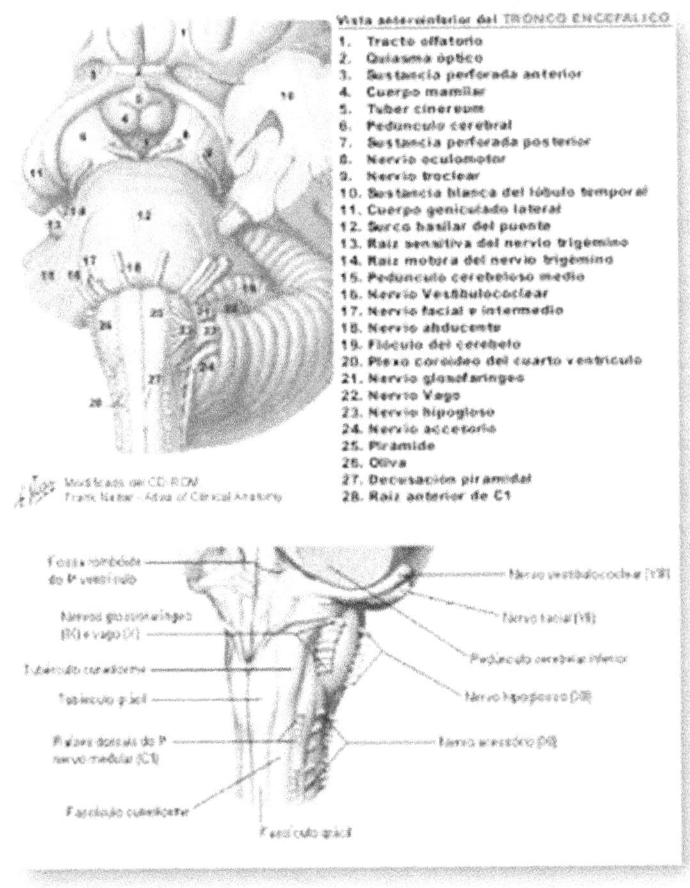

El bulbo raquídeo también contiene núcleos que reciben información sensorial o generan impulsos motores relacionados con cinco pares craneales: nervio vestíbulo coclear (VIII), nervio glosofaríngeo (IX), nervio vago (X), nervio espinal (XI) y nervio hipogloso (XII).

La Protuberancia: está situada inmediatamente por encima del bulbo y al igual que el bulbo raquídeo, está compuesta por núcleos y fascículos ascendentes (sensoriales) y descendentes (motores). Contiene núcleos que participan con el bulbo raquídeo, en la regulación de la respiración, así como núcleos relacionados con cuatro pares craneales: Nervio trigémino (V), nervio motor ocular externo (VI), nervio facial (VII) y nervio vestibulococlear (VIII).

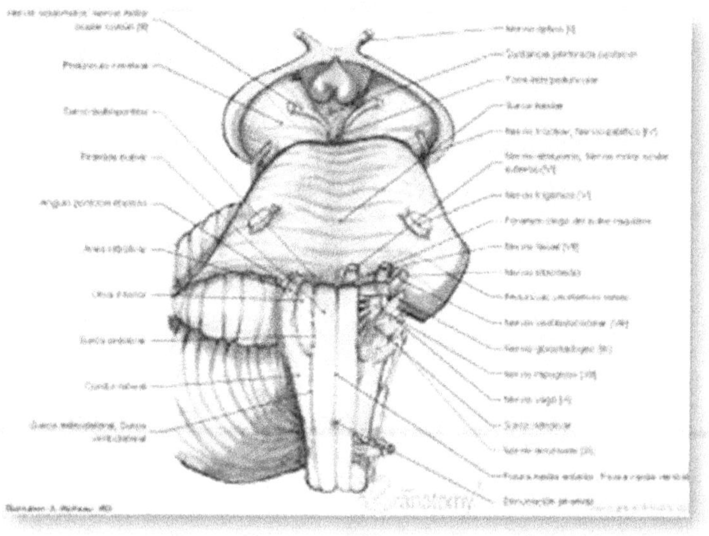

El Mesencéfalo: se extiende desde la protuberancia hasta el diencéfalo, al igual que el bulbo y la protuberancia contiene núcleos y fascículos.

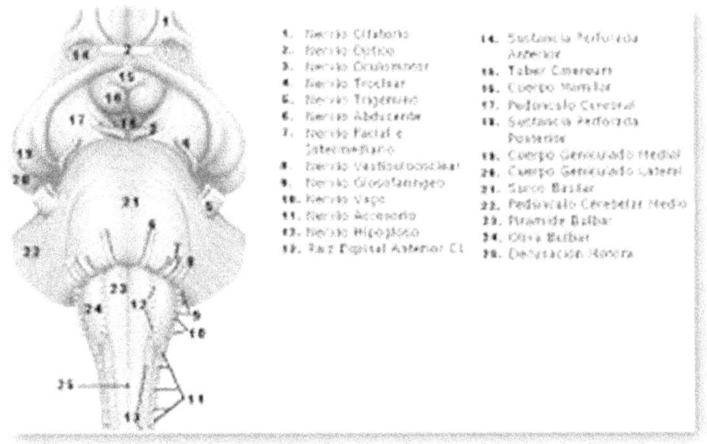

En su parte posterior y medial se sitúa el acueducto de Silvio, un conducto que comunica el III y el IV ventrículo y que contiene líquido cefalorraquídeo. Entre los núcleos que comprende el mesencéfalo se encuentra la sustancia negra y los núcleos rojos izquierdo y derecho, los cuales participan en la regulación subconsciente de la actividad muscular. Los núcleos mesencefálicos relacionados con los pares craneales son: nervio motor ocular común (III) y nervio patético (IV).

En el tronco del encéfalo también se sitúa la formación reticular, un conjunto de pequeñas áreas de sustancia gris entremezcladas con cordones de sustancia blanca formando una red. Esta formación se extiende a lo largo de todo el tronco del encéfalo y llega también hasta la médula espinal y el diencéfalo. Este sistema se encarga de mantener la conciencia y el despertar.

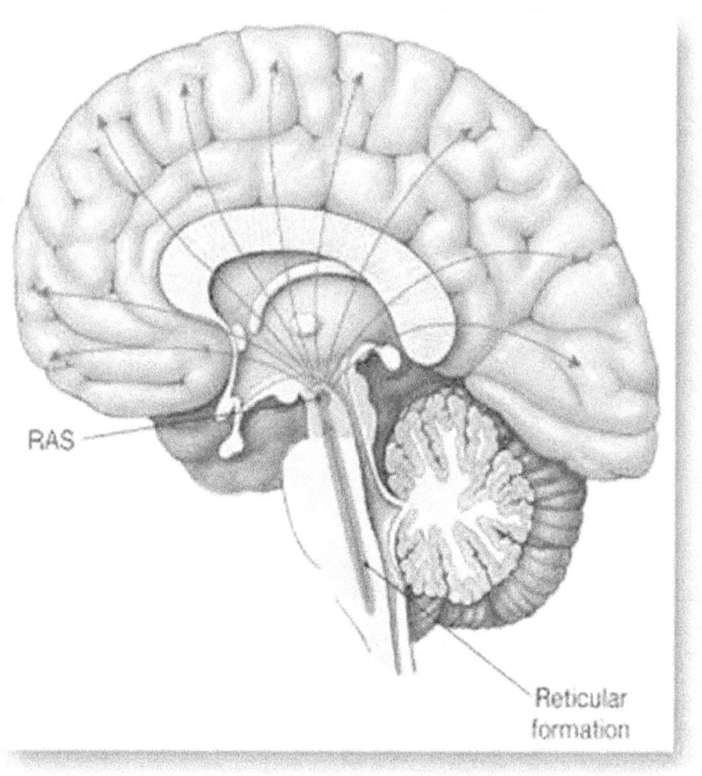

El Cerebelo

Ocupa la porción posteroinferior de la cavidad craneal detrás del bulbo raquídeo y protuberancia.

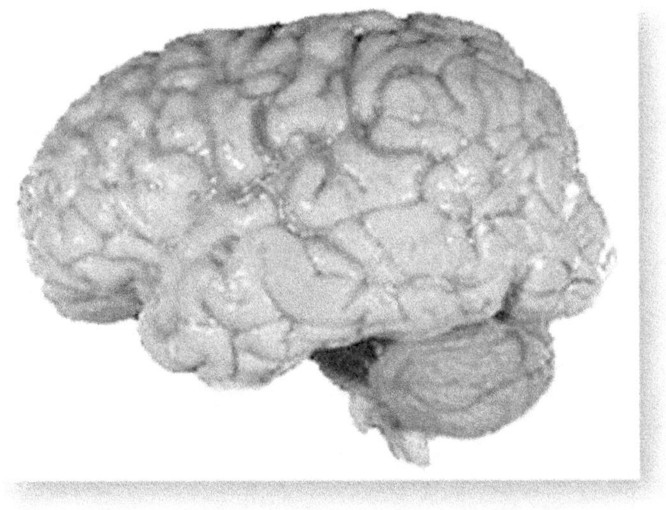

Lo separan del cerebro la tienda del cerebelo. Una prolongación de la dura madre, la cual proporciona sostén a la parte posterior del cerebro.

El cerebelo se une al tronco del encéfalo por medio de tres pares de haces de fibras o pedúnculos cerebelosos. En su visión superior o inferior, el cerebelo tiene forma de mariposa, siendo las "alas" los hemisferios cerebelosos y el "cuerpo" el vermis. Cada hemisferio cerebelosos consta de lóbulos, separados por cisuras. El cerebelo tiene una capa externa de sustancia gris, la corteza cerebelosa, y núcleos de sustancia gris situados en la profundidad de la sustancia blanca. La función principal del cerebelo es la coordinación de los movimientos.

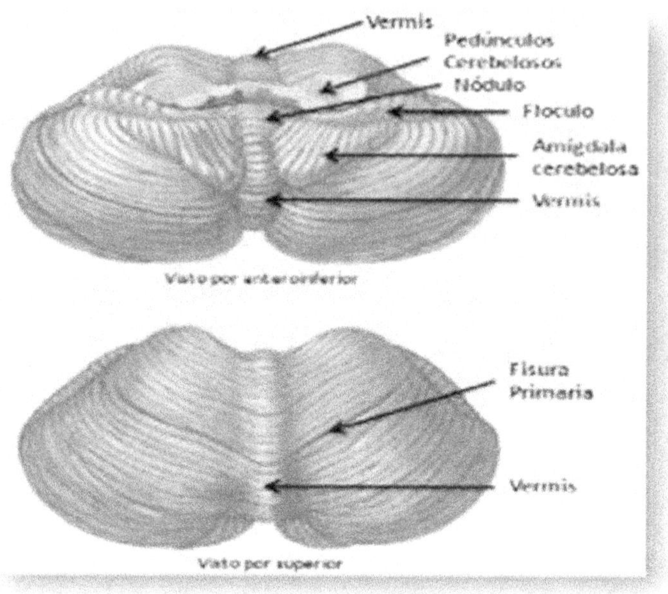

El cerebelo evalúa cómo se ejecutan los movimientos que inician las áreas motoras del cerebro. En caso de que no se realicen de forma armónica y suave, el cerebelo lo detecta y envía impulsos de retroalimentación a las áreas motoras, para que corrijan el error y se modifiquen los movimientos. Además, el cerebelo participa en la regulación de la postura y el equilibrio.

El Diencéfalo

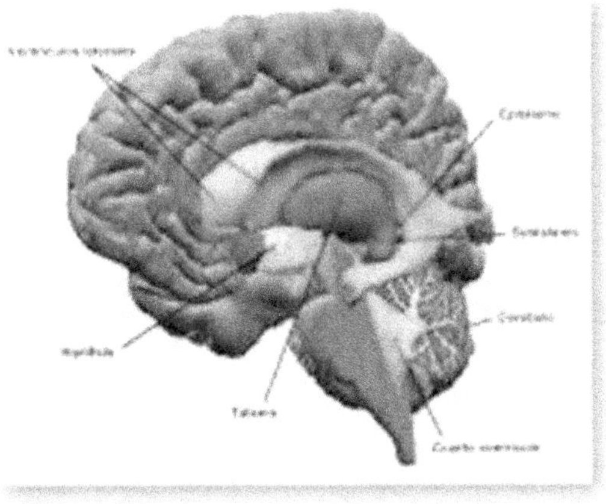

Se sitúa entre el tronco del encéfalo y el cerebro, consta de dos partes principales: el tálamo y el hipotálamo.

El Tálamo: consiste en dos masas simétricas de sustancia gris organizadas en diversos núcleos, con fascículos de sustancia blanca entre los núcleos. Están situados a ambos lados del III ventrículo. El tálamo es la principal estación para los impulsos sensoriales que llegan a la corteza cerebral desde la médula espinal, el tronco del encéfalo, el cerebelo y otras partes del cerebro. Además, el tálamo desempeña una función esencial en la conciencia y la adquisición de conocimientos, lo que se denomina cognición, así como en el control de las emociones y la memoria. Asimismo, el tálamo participa en el control de acciones motoras voluntarias y el despertar.

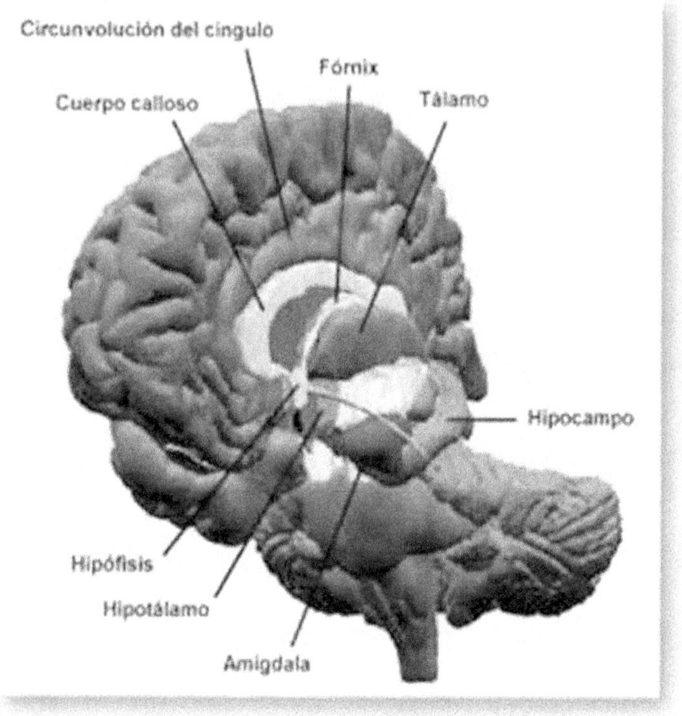

El Hipotálamo: está situado en un plano inferior al tálamo y consta de más de doce núcleos con funciones distintas. El hipotálamo controla muchas actividades corporales y es uno de los principales reguladores de la homeostasis. Las principales funciones del hipotálamo son:

Regulación del sistema nervioso autónomo ya que controla e integra las actividades de este sistema nervioso, que su vez regula la contracción del músculo liso, el cardíaco, así como las secreciones de muchas glándulas.

Regulación de la hipófisis, regula la secreción de las hormonas de la hipófisis anterior a través de las hormonas reguladoras hipotalámicas. Además, axones de los núcleos supraóptico y paraventricular hipotalámicos, llegan a la hipófisis posterior. Estos núcleos sintetizan la oxitocina y la hormona antidiurética, las cuales a través de los axones se transportan al lóbulo posterior de la hipófisis, donde se almacenan y liberan.

Regulación de las emociones y el comportamiento, junto con el sistema límbico, el hipotálamo regula comportamientos relacionados con la ira, agresividad, dolor, placer y excitación sexual.

Regulación de la ingestión de bebidas y alimentos, forman parte del hipotálamo el centro de la alimentación, el cual controla la sensación de hambre y saciedad, y el centro de la sed, el cual se estimula ante cambios en la presión osmótica del espacio extracelular.

Regulación de la temperatura corporal, ante cambios en la temperatura corporal, el hipotálamo estimula mecanismos que favorecen la pérdida o retención de calor a través de estímulos que viajan por el sistema nervioso autónomo.

Regulación de los ritmos circadianos y del estado de conciencia, el hipotálamo regula los hábitos de sueño y vigilia estableciendo un ritmo circadiano (diario).

El Cerebro

Forma la mayor parte del encéfalo y se apoya en el diencéfalo y el tronco del encéfalo. Consta de la corteza cerebral (capa superficial de sustancia gris), la sustancia blanca (subyacente a la corteza cerebral) y los núcleos estriados (situados en la profundidad de la sustancia blanca).

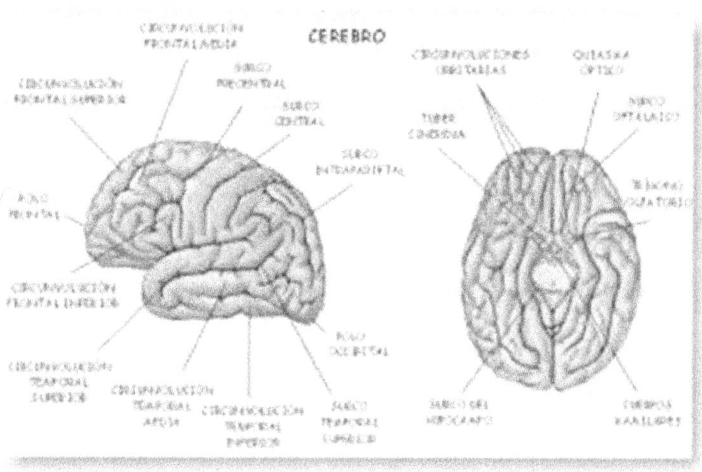

El cerebro es la "cuna de la inteligencia", que permite a los seres humanos leer, escribir, hablar, realizar cálculos, componer música, recordar el pasado, planear el futuro e imaginar lo que no ha existido.

La superficie de la corteza cerebral está llena de pliegues que reciben el nombre de circunvoluciones. Las depresiones más profundas entre esos pliegues se denominan cisuras y los menos profundos surcos. La cisura más prominente, hendidura interhemisférica, divide el cerebro en dos hemisferios cerebrales, derecho e izquierdo. Cada hemisferio cerebral se subdivide en cuatro lóbulos, que se denominan según los huesos que los envuelven: frontal, parietal, temporal y occipital. El lóbulo frontal está separado del lóbulo parietal por una cisura de dirección cráneo-caudal denominada cisura central o cisura de Rolando. En la circunvolución situada inmediatamente por delante de la cisura de Rolando o circunvolución prerrolándica, se encuentran las neuronas que configuran el área motora primaria. Asimismo, la circunvolución situada inmediatamente por detrás de la cisura de Rolando o circunvolución postrolándica o parietal ascendente, contienen las neuronas que configuran el área somatosensorial. En la cara externa de la corteza cerebral, una cisura que sigue una dirección anteroposterior, la cisura de Silvio divide el lóbulo frontal del lóbulo temporal. En la cara interna del lóbulo occipital encontramos la cisura calcarina.

Se debe destacar el papel de la sustancia blanca subyacente a la corteza cerebral la cual consiste en axones mielínicos organizados en fascículos, estos transmiten impulsos entre circunvoluciones de un mismo hemisferio, entre los dos hemisferios (cuerpo calloso) y entre el cerebro y otras partes del encéfalo a la médula espinal o viceversa.

Y los núcleos estriados formados por el núcleo caudado, el putamen y el pálido. Desde un punto de vista funcional participan en el control de la función motora. Los núcleos estriados y el tálamo configuran los ganglios basales. Reciben y envían impulsos a la corteza cerebral, hipotálamo y a algunos núcleos del tronco cerebral.

ÁREAS ANATÓMICAS Y FUNCIONALES DE LA CORTEZA CEREBRAL

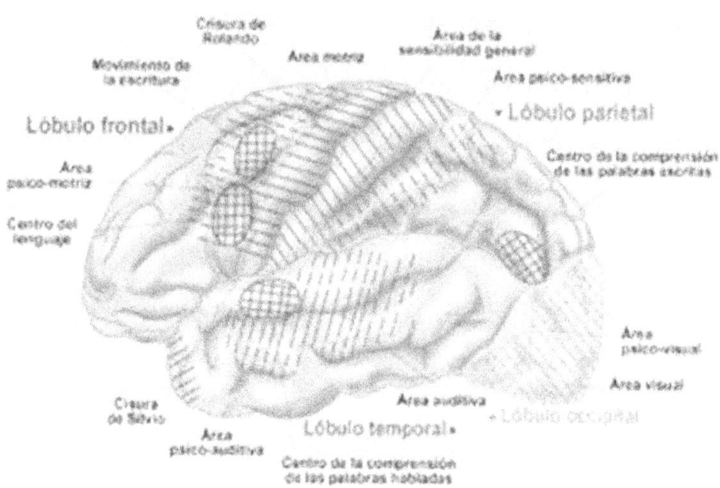

Las funciones del cerebro son numerosas y complejas. En general, el córtex se divide en tres grandes tipos de áreas funcionales: áreas sensoriales (reciben e interpretan impulsos relacionados con las sensaciones); áreas motoras (inician movimientos); y áreas de asociación (funciones de integración más complejas como memoria y emociones).

Las áreas sensoriales están situadas principalmente en la parte posterior de la corteza cerebral, detrás de la cisura central. En la corteza, las áreas sensoriales primarias tienen la conexión más directa con receptores sensoriales periféricos.

Áreas Sensoriales

Área Somatosensorial Primaria: se localiza en la circunvolución parietal ascendente, inmediatamente detrás de la cisura central o de Rolando. Recibe sensaciones de receptores sensoriales somáticos relativos al tacto, propioceptivos (posición articular y muscular), dolor y temperatura. Cada punto en el área capta sensaciones de una parte específica del cuerpo, el cual está representado espacialmente por completo en ella. Hay algunas partes corporales, por ejemplo, labios, cara, lengua y pulgar, que están representadas por áreas más grandes de la corteza somatosensorial, mientras que el tronco tiene una representación mucho menor. El tamaño relativo de estas áreas es proporcional al número de receptores sensoriales en la parte corporal respectiva. La función principal del área somatosensorial es localizar con exactitud los puntos del cuerpo donde se originan las sensaciones.

Área visual: se localiza en la cara medial del lóbulo occipital y recibe impulsos que transmiten información visual (forma, color y movimiento de los estímulos visuales)

Área auditiva: se localiza en el lóbulo temporal e interpreta las características básicas de los sonidos, como su tonalidad y ritmo.

Área gustativa: se localiza en la base de la circunvolución parietal ascendente, por encima de la cisura de Silvio y percibe estímulos gustativos.

Área olfatoria: se localiza en la cara medial del lóbulo temporal y recibe impulsos relacionados con la olfacción.

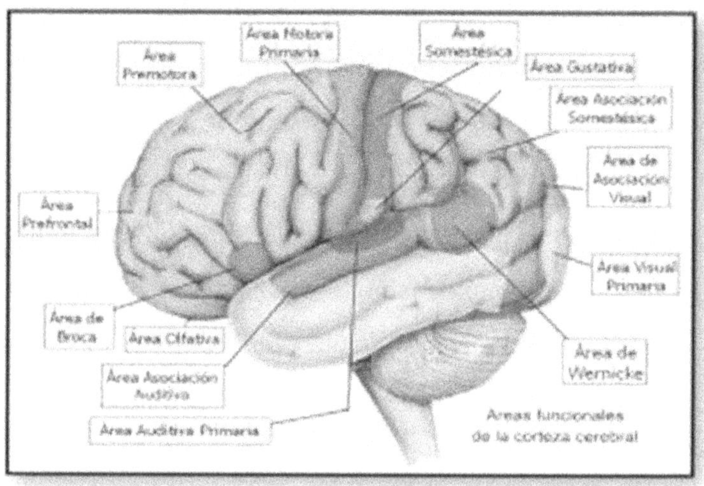

Áreas Motoras

Las áreas motoras están situadas en la corteza cerebral de las regiones anteriores de los hemisferios cerebrales. Entre las áreas motoras más importantes:

Área Motora Primaria: se localiza en la circunvolución prerrolándica, inmediatamente delante de la cisura central o de Rolando. Cada región del área controla la contracción voluntaria de músculos o grupos musculares específicos. Al igual que en la representación sensorial somática en el área somatosensorial, los músculos están representados de manera desigual en el área motora primaria. La magnitud de su representación es proporcional al número de unidades motoras de un músculo dado. Por ejemplo, los músculos del pulgar, resto de dedos de la mano, labios, lengua y cuerdas vocales tienen una representación mayor a la región del tronco.

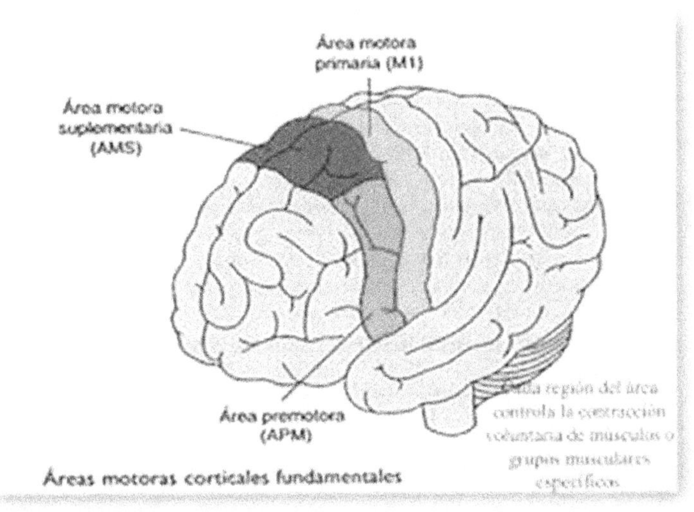

Área de Broca o Motora del Lenguaje: se localiza en uno de los lóbulos frontales (el izquierdo en la mayoría de las personas), en un plano superior a la cisura de Silvio. Controla el movimiento de los músculos necesarios para hablar y articular correctamente los sonidos.

Áreas de Asociación

Comprenden algunas áreas motoras y sensoriales, además de grandes áreas en la cara lateral de los lóbulos occipital, parietal y temporal, así como en el lóbulo frontal por delante de las áreas motoras. Las áreas de asociación están conectadas entre sí mediante fascículos de asociación. Entre las áreas de asociación destacamos:

Área de Asociación Somatosensorial, se localiza justo posterior al área somatosensorial primaria, recibe impulsos del tálamo y su función es integrar e interpretar las sensaciones (determinar la forma y textura de un objeto sin verlo).

Área de asociación visual, se localiza en el lóbulo occipital y su función es relacionar las experiencias visuales previas y actuales, además de ser esencial para reconocer y evaluar lo que se observa.

Área de asociación auditiva, se localiza en un plano posterior al área auditiva y permite discernir si los sonidos corresponden al habla, la música o ruido.

Área de Wernicke o Sensitiva del Lenguaje, se localiza en la región frontera entre los lóbulos temporales y parietales y permite interpretar el significado del habla y el contenido emocional del lenguaje hablado (enfado, alegría)

Área Premotora, se localiza inmediatamente por delante del área motora primaria y permite la ejecución de actividades motoras de carácter complejo y secuencial (poner una carta dentro de un sobre).

Área frontal del campo visual, regula los movimientos visuales voluntarios de seguimiento (leer una frase).

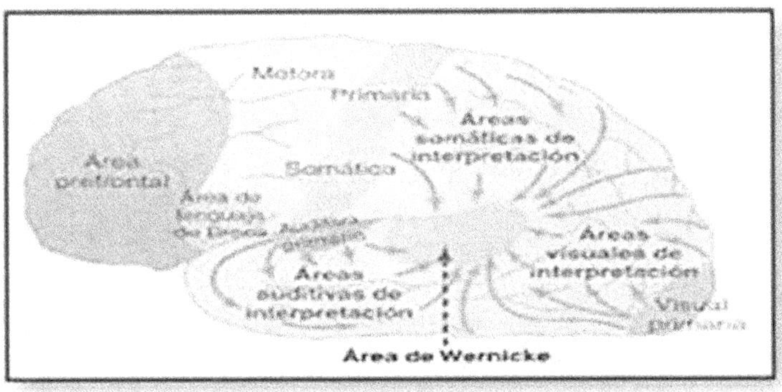

Dominancia Cerebral

Aunque los hemisferios derecho e izquierdo son razonablemente simétricos, existen diferencias funcionales entre ellos debido a que a pesar que comparten muchas funciones, también se especializan en otras. Así, el existe una dominancia del hemisferio izquierdo en el lenguaje hablado y escrito, habilidades numéricas y científicas y el razonamiento. A la inversa, el hemisferio derecho es más importante en habilidades musicales, la percepción espacial o el reconocimiento del propio cuerpo.

EL SISTEMA LÍMBICO

El sistema límbico se compone de un anillo de estructuras que rodea la parte superior del tronco encefálico y el cuerpo calloso en el borde interno del cerebro y el suelo del diencéfalo.

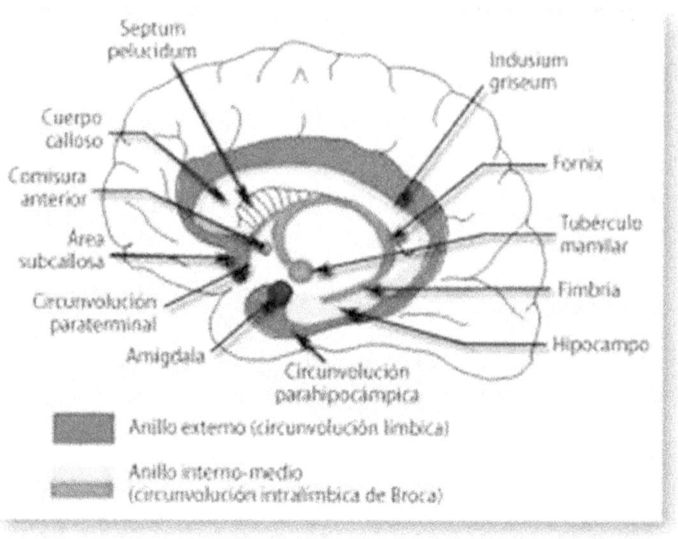

Su función primordial es el control de emociones como el dolor, placer, docilidad, afecto e ira. Por ello recibe el nombre de "encéfalo emocional".

LA MÉDULA ESPINAL

La médula espinal se localiza en el conducto raquídeo de la columna vertebral, el cual está formado por la superposición de los agujeros vertebrales, que conforman una sólida coraza que protege y envuelva a la médula espinal.

La médula espinal tiene forma cilíndrica, aplanada por su cara anterior y se extiende desde el bulbo raquídeo hasta el borde superior de la segunda vértebra lumbar.

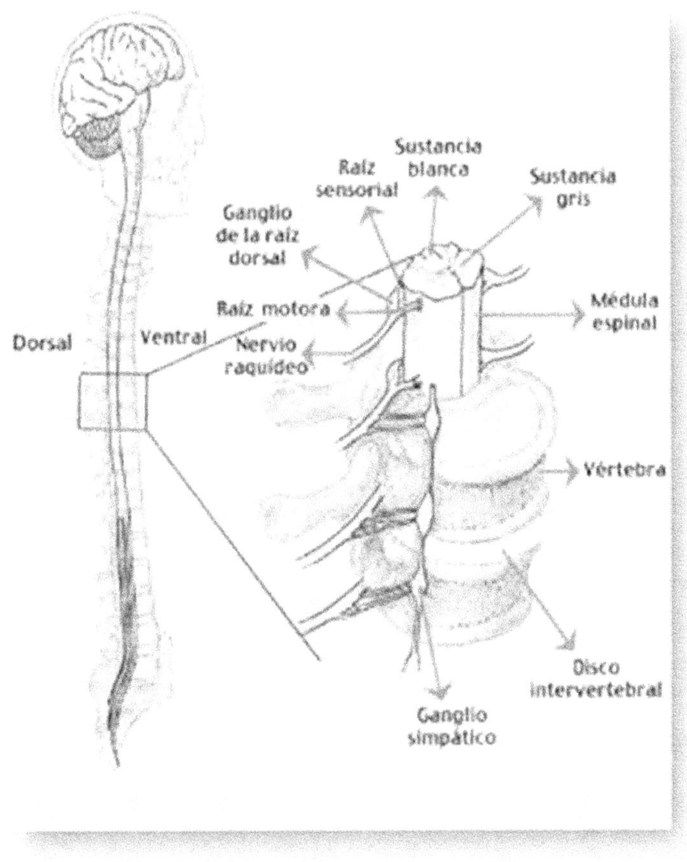

Por su parte inferior acaba en forma de cono (cono medular), debajo del cual encontramos la cola de caballo (conjunto de raíces motoras y sensitivas lumbares y sacras). La médula consiste en 31 segmentos espinales o metámeras y de cada segmento emerge un par de nervios espinales. Los nervios espinales o raquídeos constituyen la vía de comunicación entre la medula espinal y la inervación de regiones específicas del organismo. Cada nervio espinal se conecta con un segmento de la medula mediante dos haces de axones llamados raíces. La raíz posterior o dorsal sólo contiene fibras sensoriales y conducen impulsos nerviosos de la periferia hacia el SNC. Cada una de estas raíces también tiene un engrosamiento, llamado ganglio de la raíz posterior o dorsal, donde están los cuerpos de las neuronas sensitivas. La raíz anterior o ventral contiene axones de neuronas motoras que conducen impulsos del SNC a los órganos o células efectoras.

Como el resto de SNC la medula espinal está constituida por sustancia gris, situada en la parte central y sustancia blanca, situada en la parte más externa. En cada lado de la médula espinal, la sustancia gris se subdivide en regiones conocidas como astas, las cuales se denominan según su localización en anteriores, posteriores y laterales. Globalmente las astas medulares de sustancia gris tienen forma de H.

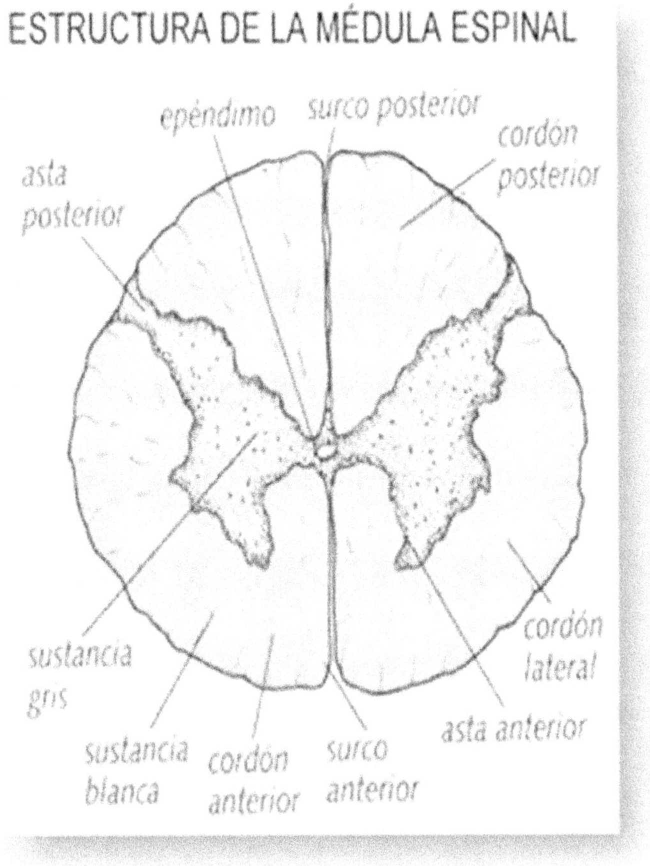

ESTRUCTURA DE LA MÉDULA ESPINAL

Las astas anteriores contienen cuerpos de neuronas motoras, las astas posteriores constan de núcleos sensoriales somáticos y del sistema autónomo y las astas laterales contienen los cuerpos celulares de las neuronas del sistema autónomo. La sustancia blanca está organizada en regiones o cordones: los cordones anteriores, los cordones laterales y los cordones posteriores. A través de la sustancia blanca descienden las fibras de las vías motoras y ascienden las fibras de las vías sensitivas.

En el centro de la medula existe un canal o conducto con líquido cefalorraquídeo llamado epéndimo.

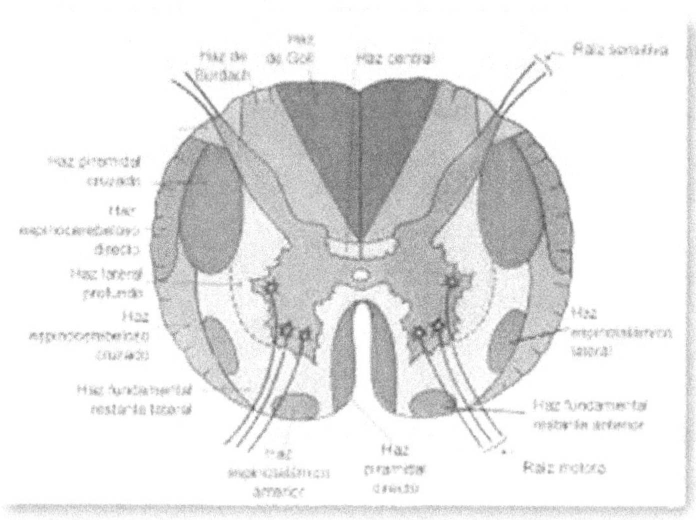

Las Meninges

El SNC (encéfalo y médula espinal) está rodeado por tres capas de tejido conjuntivo denominadas meninges. Hay tres capas meníngeas:

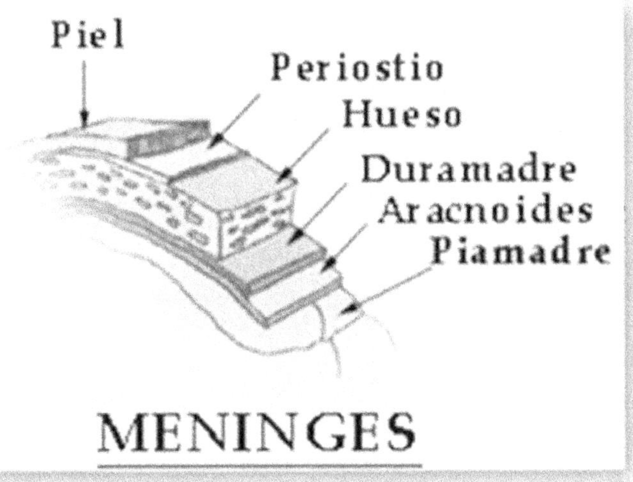

Duramadre: es la capa más externa y la más fuerte. Está formada por tejido conjuntivo denso irregular. Está adherida al hueso. Presenta unas proyecciones en forma de tabiques, que separan zonas del encéfalo:

Hoz del cerebro, es un tabique vertical y mediano situado entre los dos hemisferios cerebrales en la cisura interhemisférica.

Tienda del cerebelo, está situada de manera perpendicular a la hoz, separando el cerebro de las estructuras de la fosa posterior (tronco cerebral y cerebelo).

Aracnoides: está por debajo de la duramadre. Está formada por tejido conjuntivo avascular rico en fibras de colágeno y elásticas que forman como una maya. Entre esta meninge y la duramadre está el espacio subdural.

Piamadre: es una capa muy fina y transparente de tejido conectivo que está íntimamente adherida al sistema nervioso central al cual recubre. Entre la aracnoides y la piamadre se halla el espacio subaracnoideo, que contiene líquido cefalorraquídeo.

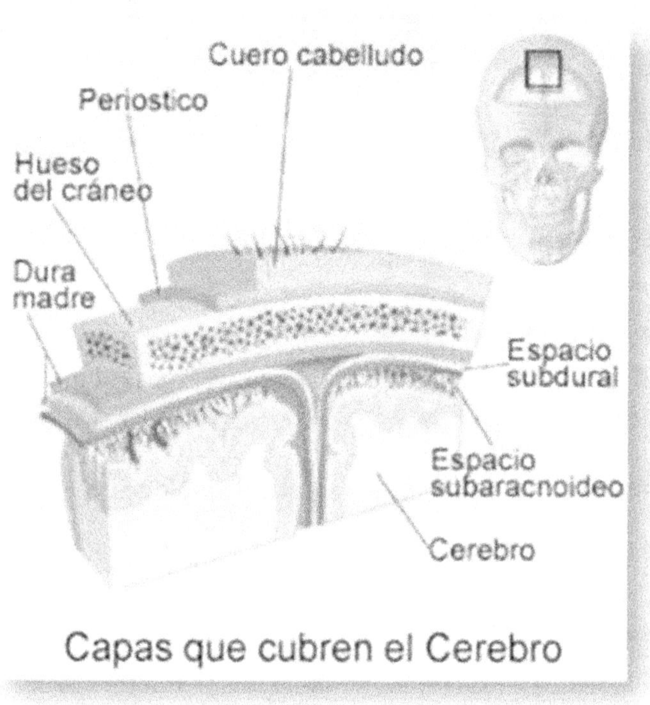

El Líquido Cefalorraquídeo

El líquido cefalorraquídeo (LCR) es transparente e incoloro; protege el encéfalo y la médula espinal contra lesiones químicas y físicas, además de transportar oxígeno, glucosa y otras sustancias químicas necesarias de la sangre a las neuronas y neuroglia.

Este líquido se produce en unas estructuras vasculares situadas en las paredes de los ventrículos llamadas plexos coroideos. Son redes de capilares cubiertas de células ependimarias que forman el LCR a partir de la filtración del plasma sanguíneo. El LCR circula de manera continua a través de los ventrículos (cavidades del encéfalo), epéndimo y espacio subaracnoideo.

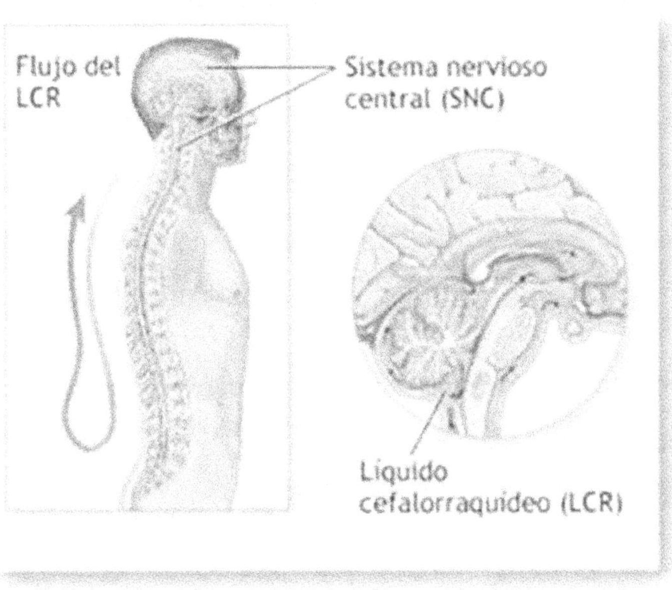

El Sistema Ventricular

Los ventrículos cerebrales son cavidades comunicadas entre sí, por donde se produce y circula el LCR. Encontramos un ventrículo lateral en cada hemisferio cerebral, que se comunica cada uno de ellos con el III ventrículo, situado en la línea media entre los tálamos y superior al hipotálamo. El IV ventrículo se localiza entre el tronco cerebral y el cerebelo.

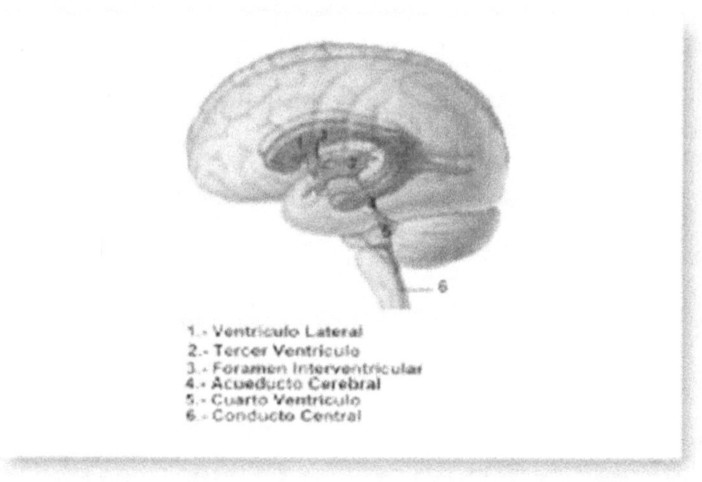

El LCR que se forma en los plexos coroideos de cada ventrículo lateral fluye al III ventrículo por un par de agujeros. A partir del III ventrículo el LCR circula hacia el IV ventrículo a través del acueducto de Silvio. De aquí pasa al espacio subaracnoideo que rodea el encéfalo y la médula espinal y también al epéndimo. En el espacio subaracnoideo se reabsorbe gradualmente en la sangre por las vellosidades aracnoideas, prolongaciones digitiformes de la aracnoides que se proyectan en los senos venosos.

El LRC proporciona protección mecánica al SNC dado que evita que el encéfalo y la médula espinal puedan golpearse con las paredes del cráneo y la columna vertebral. Es como si el encéfalo flotase en la cavidad craneal.

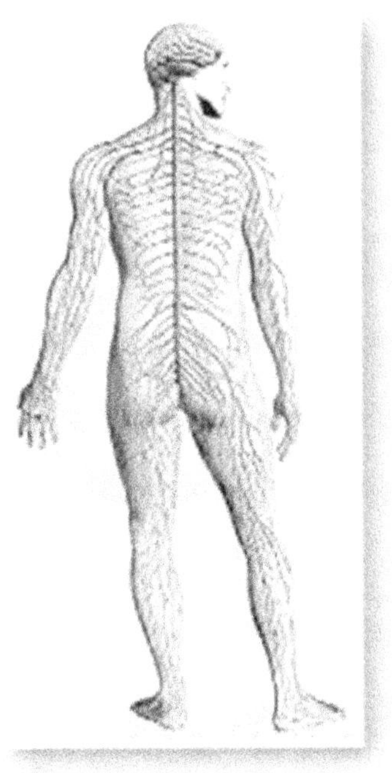

SISTEMA NERVIOSO PERIFÉRICO

Nervios Espinales

Los nervios espinales o raquídeos y sus ramas comunican el SNC con los receptores sensoriales, los músculos y las glándulas; estas fibras constituyen el sistema nervioso periférico.

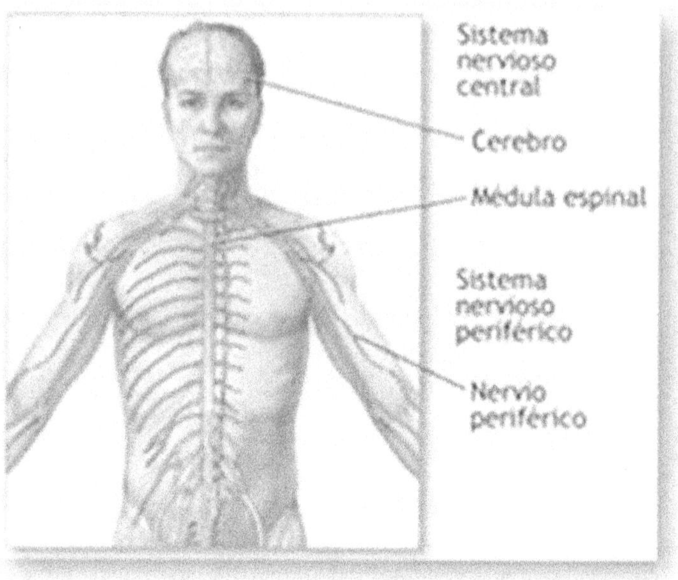

Los 31 pares de nervios espinales salen de la columna a través de los agujeros de conjunción, excepto el primero que emerge entre el atlas y el hueso occipital. Los nervios espinales se designan y enumeran según la región y nivel donde emergen de la columna vertebral y son llamados plexos nerviosos Hay ocho pares de nervios cervicales (que se identifican de C1 a C8), 12 pares torácicos (T1 a T12) cinco pares lumbares (L1 a L5), cinco pares sacros y un par de nervios coccígeos.

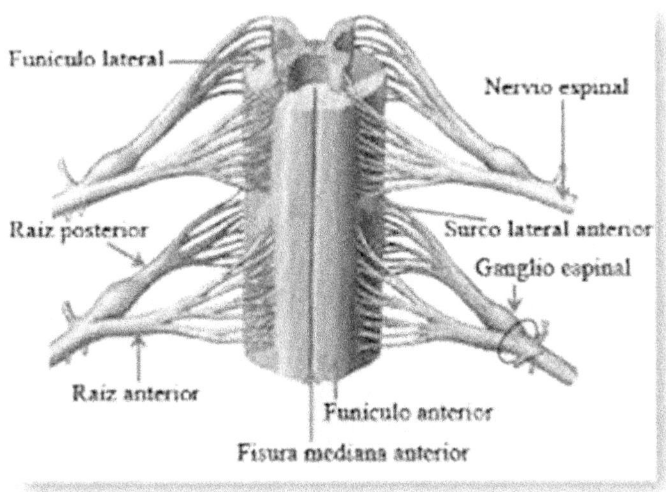

Funículo lateral
Nervio espinal
Raíz posterior
Surco lateral anterior
Ganglio espinal
Raíz anterior
Funículo anterior
Fisura mediana anterior

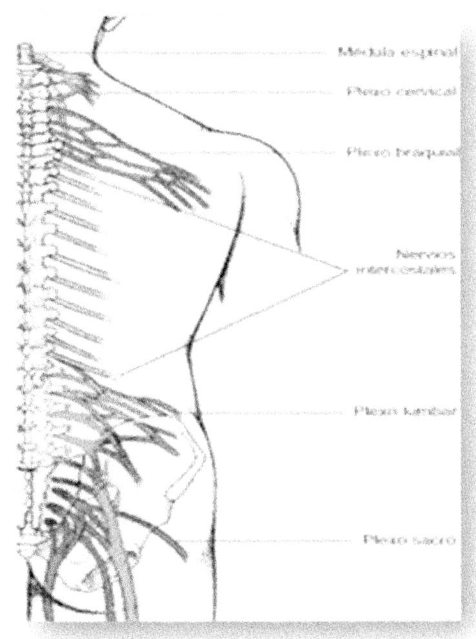

Médula espinal
Plexo cervical
Plexo braquial
Nervios intercostales
Plexo lumbar
Plexo sacro

Plexo cervical: las ramas anteriores de los cuatro nervios cervicales C1 a C4 se unen en el plexo cervical, situado en el cuello. Por su parte, la rama anterior del C5 sirve de puente entre el plexo cervical y el plexo braquial. Del plexo cervical derivan los siguientes nervios:

Nervio occipital menor, Nervio auricular mayor, Nervio transverso del cuello, Nervios supraclaviculares, Nervio frénico y las raíces del asa cervical profunda

Los elementos motores de estos nervios y las ramas que de ellos derivan, inervan los músculos del cuello. Las raíces sensitivas del plexo cervical pasan por detrás del músculo esternocleidomastoideo a través de los fascia por el punctum nervosum y desde el mismo se extienden en la cabeza, cuello y hombros.

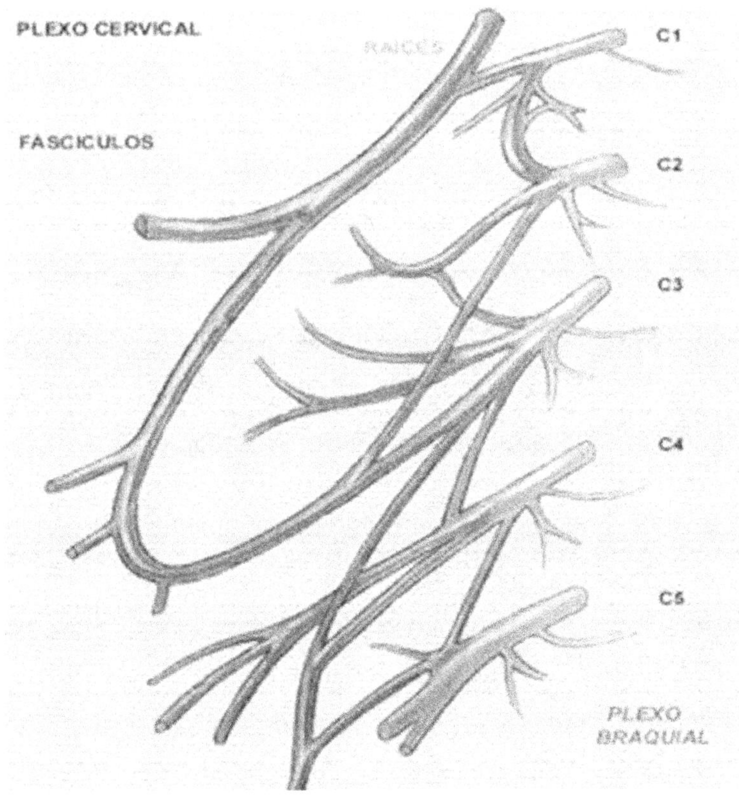

El nervio occipital menor se extiende por el occipucio, mientras que el auricular mayor rodea la oreja extendiéndose por la región del proceso mastoideas y de la mandíbula. El nervio transverso del cuello inerva la parte superior del cuello hasta la barbilla, mientras que los nervios supraclaviculares inervan la fosa supraclavicular y la región de los hombros.

El nervio frénico contiene fibras que provienen de los nervios espinales C3 y C4. Cruza el músculo escaleno anterior y entra en la caja torácica por delante de la arteria subclavia. Se extiende por el mediastino, dividiéndose en las ramas pericardíacas que inervan el pericardio. Continua hacia el diafragma donde se ramifica para cubre toda el área diafragmática y la parte superior de los órganos peritoneales

Plexo braquial: Las raíces anteriores de los nervios espinales C5 a C8 y T1 forman el plexo braquial se extiende hacia abajo y lateralmente a cada lado desde la cuarta vértebral cervical hasta la primera vértebra torácica. Pasa por encima de la primera costilla y por debajo de la clavícula entrando en la axila.

El plexo braquial inerva los hombros y miembros superiores. Del plexo braquial salen cinco nervios importantes:

Nervio axilar, Nervio musculocutáneo, Nervio radial, Nervio mediano y Nervio cubital

Algunos lo dividen en dos partes: la parte supraclavicular y la parte infraclavicular.

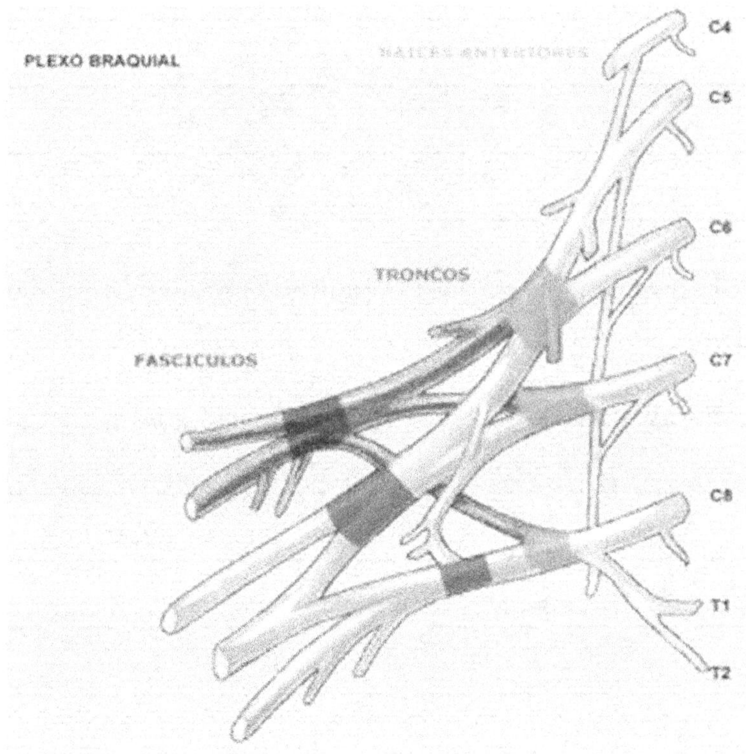

Plexo lumbosacro: el plexo lumbosacro está formado por las ramas anteriores de los nervios espinales lumbares y del sacro. Sus ramas aportan la inervación sensorial y motora a los miembros inferiores. Las ramas L1-L3 forman el plexo lumbar cuyas raíces se encuentran entre el musculo psoas.

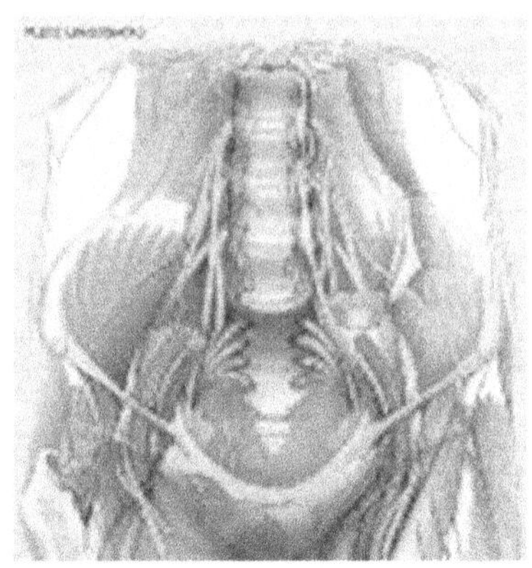

El plexo lumbar origina los siguientes nervios: Nervio obturador, Nervio femoral

Por su parte, el plexo sacro-coccígeo da origen a los siguientes nervios: Nervio ciático, Nervio peroneo común, Nervio tibial, Nervios glúteos superior e inferior Nervio pudendo y nervios perineales.

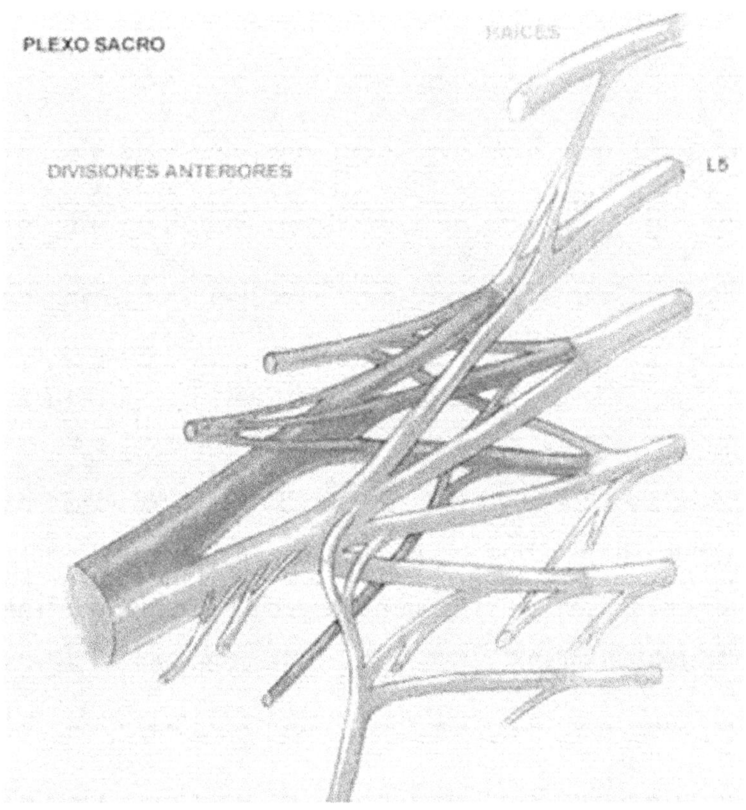

Nervios Craneales

Los nervios craneales, al igual que los nervios raquídeos son parte del sistema nervioso periférico y se designan con números romanos y nombres.

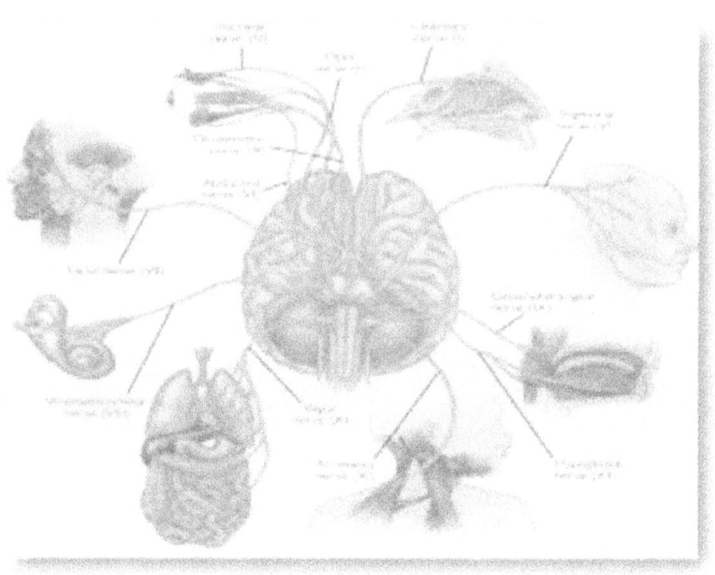

Los números indican el orden en que nacen los nervios del encéfalo, de anterior a posterior, y el nombre su distribución o función. Los nervios craneales emergen de la nariz (1), los ojos (II), el tronco del encéfalo (III a XII) y la médula espinal (una parte del XI).

Nervio olfatorio o I par craneal: se origina en la mucosa olfatoria, cruza los agujeros de la lámina cribosa del etmoides y termina en el bulbo olfatorio. Es un nervio puramente sensorial y su función es la olfacción.

Nervio óptico o II par craneal: se origina en las fibras que provienen de la retina, cruza el agujero óptico de la órbita y termina en el quiasma óptico. Es un nervio sensorial y su función en la visión.

Nervio motor ocular común o III par craneal: es un nervio mixto aunque principalmente motor. La función motora somática permite el movimiento del párpado y determinados movimientos del globo ocular. La actividad motora parasimpática condiciona la acomodación del cristalino y la constricción de la pupila o miosis.

Nervio patético o IV par craneal: es un nervio mixto aunque principalmente motor, cuya función motora permite el movimiento del globo ocular.

Nervio trigémino o V par craneal: es un nervio mixto. La porción sensitiva transmite las sensaciones de tacto, dolor, temperatura y propiocepción de la cara. La porción motora inerva los músculos de la masticación

Nervio motor ocular externo o VI par craneal: es un nervio mixto aunque principalmente motor, cuya función motora permite movimientos del globo ocular.

Nervio facial o VII par craneal: es un nervio mixto. La porción sensitiva transporta la sensibilidad gustativa de los 2/3 anteriores de la lengua. La porción motora somática inerva la musculatura de la mímica facial. La porción motora parasimpática inerva las glándulas salivales y lagrimales.

Nervio auditivo o VIII par craneal: es un nervio mixto, principalmente sensorial. La función principal es transportar los impulsos sensoriales del equilibrio y la audición.

Nervio glosofaríngeo o IX par craneal: es un nervio mixto. La porción sensorial transporta la sensibilidad gustativa del 1/3 posterior de la lengua. La porción motora somática inerva la musculatura que permita la elevación de la faringe durante la deglución. La porción motora parasimpática inerva la glándula parótida.

Nervio vago o X par craneal: es un nervio mixto. La función sensorial transporta la sensibilidad de la epiglotis, faringe, así como estímulos que permiten el control de la presión arterial y la función respiratoria. La porción motora somática inerva los músculos de la garganta y cuello permitiendo la deglución, tos y la fonación. La porción motora parasimpática inerva la musculatura lisa de los órganos digestivos, el miocardio y las glándulas del tubo digestivo.

Nervio espinal o XI par craneal: es un nervio mixto principalmente motor que inerva músculos deglutorios, el músculo trapecio y el músculo esternocleidomastoideo.

Nervio hipogloso o XII par craneal: inerva la musculatura lingual.

SISTEMA NERVIOSO AUTÓNOMO

El sistema nervioso autónomo (SNA) o vegetativo inerva el músculo liso, el músculo cardíaco y las glándulas. Junto con el sistema endocrino controlan de forma inconsciente la homeostasis del medio interno.

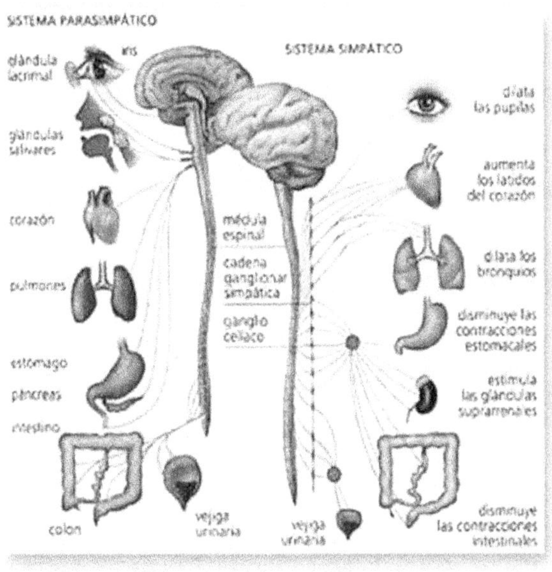

Anatómicamente distinguimos una parte central del SNA, situada dentro de las meninges, y una parte periférica, situada fuera de las meninges.

1. La parte central del SNA está compuesta por grupos de neuronas localizadas en la médula espinal y el tronco cerebral (en el bulbo hay centros nerviosos que regulan la frecuencia cardíaca, la tensión arterial y la respiración), y grupos neuronales situados en el

sistema límbico y el hipotálamo. Estos centros nerviosos reciben impulsos sensoriales procedentes en su mayoría de interoceptores (receptores localizados en vasos sanguíneos, vísceras y sistema nervioso que transmiten información acerca del medio interno). Las neuronas del SNA son básicamente motoneuronas las cuales regulan actividades viscerales al activar o inhibir la actividad de sus tejidos efectores (músculo liso, músculo cardíaco y glándulas).

La parte periférica del SNA está compuesto por los nervios vegetativos, que son básicamente motores.

Las vías motoras autónomas están compuestas por dos motoneuronas en serie. La primera motoneurona se denomina neurona preganglionar, su cuerpo neuronal está en el encéfalo o médula espinal y su axón sale del SNC como parte de los nervios craneales o raquídeos. Este axón se extiende hasta un ganglio autónomo, donde establece sinapsis con la segunda motoneurona o neurona postganglionar V, la cual inerva al órgano efector.

La porción motora del SNA tiene dos divisiones principales, el sistema nervioso simpático y el parasimpático. Muchos órganos reciben inervación simpática y parasimpática y, en general, en un mismo órgano tienen funciones antagónicas.

Sistema Nervioso Simpático (SNS)

Las fibras del SNS se originan en neuronas situadas en la parte lateral de la sustancia gris de la médula torácica y lumbar (desde T1 hasta L2). Estas fibras, denominadas preganglionares, salen de la médula espinal a través de los nervios raquídeos y pasan hacia los ganglios de la cadena simpática paravertebral. Estas fibras preganglionares pueden seguir dos cursos:

- Hacer sinapsis en los ganglios simpáticos paravertebrales y de aquí las fibras postganglionares se dirigen básicamente a órganos situados por encima del diafragma.

- Pasar a través de la cadena simpática sin hacer sinápsis para dirigirse a uno de los ganglios prevertables situados dentro del abdomen (el ganglio celiaco y el ganglio hipogástrico). Sus fibras postganglionares se distribuyen en órganos infradiafragmáticos.

El neurotransmisor liberado por las fibras preganglionares la acetilcolina y estas fibras se denomina fibras colinérgiques. El neurotransmisor de las fibras postganglionars simpáticas es en general, la noradrenalina y las fibras postganglionares.

También llegan fibras preganglionares simpáticas a la medula suprarrenal. Desde un punto de vista de desarrollo, la medula suprarrenal equivale a ganglios simpáticos modificados y sus células son similares a neuronas postganglionares simpáticas. La estimulación simpática de la medula suprarrenal ocasiona que ésta libere al torrente sanguíneo una mezcla de catecolaminas (80% epinefrina o adrenalina y 20% norepinefrina o noradrenalina).

Los receptores adrenérgicos de los órganos efectores se estimulan tanto por la noradrenalina (neurotransmisor liberado por las neuronas postganglionares) como por la adrenalina y noradrenalina (hormonas liberadas en la sangre por la médula suprarrenal). Los dos tipos principales de receptores adrenérgicos son los receptores alfa y beta. Dichos receptores se dividen en subgrupos (a1, a2, O1, O2 y O3) y salvo excepciones los receptores a1, y O1, son excitadores y los a2 y O2 inhibidores.

Las funciones del sistema nervioso simpático, en su conjunto, preparan al cuerpo para una respuesta ante una situación de estrés.

Sistema Nervioso Parasimpático (SNP)

Las fibras del sistema nervioso parasimpático se originan en el cráneo y el sacro. La parte craneal se origina en los núcleos parasimpáticos de los pares craneales III, VII, IX y X. La parte sacra se origina en la región lateral de la sustancia gris de la medula sacra, en los niveles S-2 y S-3.

Los ganglios parasimpáticos se sitúan cerca de los órganos que van a inervar por lo cual las fibras parasimpáticas preganglionars son largas, mientras que las fibras parasimpáticas postganglionars tienen un recorrido corto. El neurotransmisor liberado tanto en las fibras parasimpáticas preganglionares como postganglionares es la acetilcolina. Por lo tanto, todas las fibras parasimpáticas son fibras colinérgicas. Los receptores colinérgicos de los órganos efectores pueden ser de dos tipos: nicotínicos y muscarínicos. Los receptores nicotínicos son siempre excitadores mientras que los receptores muscarínicos pueden ser excitadores o inhibidores según el tipo celular específico en que se localicen.

Aproximadamente el 75% de todas las fibras parasimpáticas del organismo se localizan en el nervio vago el cual proporciona inervación parasimpática a las vísceras torácicas y abdominales (corazón, pulmones, el tubo digestivo excepto el colon descendente y el recto, hígado, vesícula biliar, páncreas y las porciones superiores de los uréteres). Las fibras parasimpáticas del III par craneal inervan el músculo pupilar y el músculo del cristalino. Las fibras parasimpáticas que van por el VII par craneal inervan las glándulas salivares y lagrimales. Las fibras del IX par inervan la glándula parótida. Las fibras sacras inervan el colon descendente, el recto, las porciones inferiores de los uréteres, la vejiga urinaria y los órganos genitales externos.

El sistema nervioso parasimpático es el responsable del control de funciones internas en condiciones de reposo y normalidad.

FISIOLOGÍA DEL SISTEMA NERVIOSO

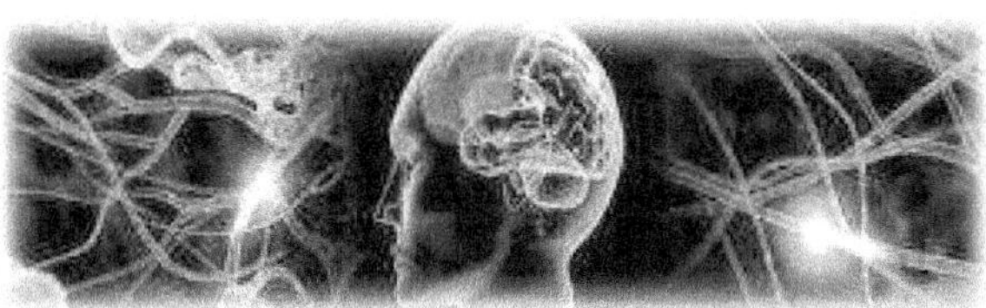

Importancia del Funcionamiento del Sistema Nervioso

El sistema nervioso proporciona junto al sistema endocrino, la mayor parte de funciones de regulación del cuerpo. En general, el sistema nervioso regula las actividades rápidas del cuerpo, como la contracción muscular, cambios súbitos en la actividad visceral e índices de secreción de algunas glándulas endocrinas. Asimismo, lleva a cabo tareas complejas como el habla, la memoria, el recordar.

Funciones del Sistema Nervioso

Funciones Sensoriales: Gran parte de las actividades del sistema nervioso se inician por la experiencia sensorial que llega de los receptores sensoriales, como receptores visuales, auditivos, táctiles u otros. Esta experiencia sensorial ocasiona una reacción inmediata o bien la memoria la almacena en el cerebro durante minutos, horas o años; estas experiencias determinan las reacciones corporales que se ejecutan tiempo después. Las neuronas que transmiten la información sensorial al encéfalo o a la médula espinal se denominan neuronas sensoriales o aferentes.

Funciones Integradoras: Las funciones integradoras consisten en la capacidad del SNC de procesar la información sensorial, analizándola y almacenando parte de ella, lo cual va seguido de la toma de decisiones para que tenga lugar una respuesta apropiada. Muchas de las neuronas que participan en las funciones integradoras son interneuronas, cuyos axones contactan neuronas cercanas entre sí en el encéfalo, médula espinal o ganglios. Las interneuronas representan la inmensa mayoría de las neuronas de nuestro organismo.

Funciones Motoras: Las funciones motoras consisten en responder a las decisiones de la función integradora para regular diversas actividades corporales. Esto se realiza por regulación de:

a) Contracción de los músculos esqueléticos de todo el cuerpo.

b) Contracción de músculo liso en órganos internos.

c) Secreción de glándulas exocrinas y endocrinas en algunas partes del cuerpo.

Estas actividades se denominan colectivamente funciones motoras del sistema nervioso, y los músculos y glándulas se llaman efectores.

Las neuronas encargadas de esta función son neuronas motoras o eferentes, que transmiten información del encéfalo y médula espinal a las diversas estructuras corporales.

Organización Funcional del Sistema Nervioso

Desde un punto de vista funcional el sistema nervioso se divide en sistema nervioso somático, sistema nervioso autónomo y sistema nervioso entérico.

El sistema nervioso somático (SNS) consta de neuronas sensitivas, la cuales transportan hacia el SNC información de receptores somáticos situados en la superficie corporal y algunas estructuras profundas, y de receptores de los órganos de los sentidos (vista, oído, gusto y olfato).

Las neuronas motoras, las cuales conducen impulsos desde el SNC hasta los músculos esqueléticos. El control de las respuestas motoras del SNS es voluntario.

El sistema nervioso autónomo (SNA), consta de neuronas sensitivas, la cuales transportan hacia el SNC información de receptores autonómicos situados en las vísceras (estómago, pulmones).

Las neuronas motoras, las cuales conducen impulsos desde el SNC hasta el músculo liso, el músculo cardíaco y las glándulas. El control de las respuestas motoras del SNA es involuntario. La parte motora del SNA consta de dos divisiones: la división simpática y la división parasimpática.

El sistema nervioso entérico (SNE) representa el "cerebro" del tubo digestivo. Sus neuronas se extienden a lo largo del tracto gastrointestinal (GI). Las neuronas sensitivas monitorizan los cambios químicos que se producen en el interior del tracto GI y el grado de estiramiento de su pared. Las neuronas motoras controlan la contracción del músculo liso del tracto GI y las secreciones de sus órganos.

Fisiología de la Neuronas

Las neuronas se comunican entre sí a través de potenciales de acción o impulsos nerviosos. La producción de potenciales de acción depende de dos características básicas de la membrana plasmática: el potencial de membrana en reposo y canales iónicos específicos.

Cómo en muchas otras células del cuerpo, la membrana plasmática de las neuronas posee un potencial de membrana, es decir, una diferencia de potencial entre el interior y el exterior de la membrana. El potencial de membrana es como la carga almacenada en un acumulador. Cuando la neurona está en reposo este potencial se denomina potencial de membrana en reposo.

El potencial de acción o impulso nervioso es una secuencia rápida de fenómenos que invierten el potencial de membrana, para luego restaurarlo a su estado de reposo.

Se produce tras la llegada a la célula de un estímulo y gracias a la excitabilidad de las neuronas, éste se transforma en potencial de acción. Durante un potencial de acción, se abren y después se cierran dos tipos de canales iónicos:

* Primero se abren canales que permiten la entrada de Na+ a la célula, lo cual provoca su despolarización.

* Después se abren canales de K+, con lo que ocurre la salida de estos iones y se genera la repolarización.

* Los potenciales de acción siguen el principio o ley del todo o nada: si la despolarización alcanza el valor umbral (-55mV), se abren los canales de Na+ y se produce un potencial de acción que siempre tiene la misma amplitud.

* El potencial de acción se genera en muchas ocasiones al inicio del axón y se propaga a través del axón hasta las terminales sinápticas. De esta forma las neuronas pueden comunicarse entre sí o con los órganos efectores. La conducción a través de las fibras mielínicas se produce a través de los nódulos de Ranvier.

* Cuando un impulso nervioso se propaga en un axón mielínico, la despolarización de la membrana plasmática en un nódulo de Ranvier ocasiona un flujo de iones (Na+ y K+) en el citosol y líquido extracelular que abren los canales de Na+ del siguiente nódulo, desencadenando un nuevo potencial de acción, y así sucesivamente. Puesto que la corriente fluye por la membrana sólo en los nódulos, el impulso parece saltar de nódulo a nódulo. Este tipo de transmisión

de impulsos se denomina conducción saltatoria y condiciona un aumento en la velocidad de propagación de los impulsos nerviosos.

Para facilitar el entendimiento del potencial de acción se presenta el siguiente esquema:

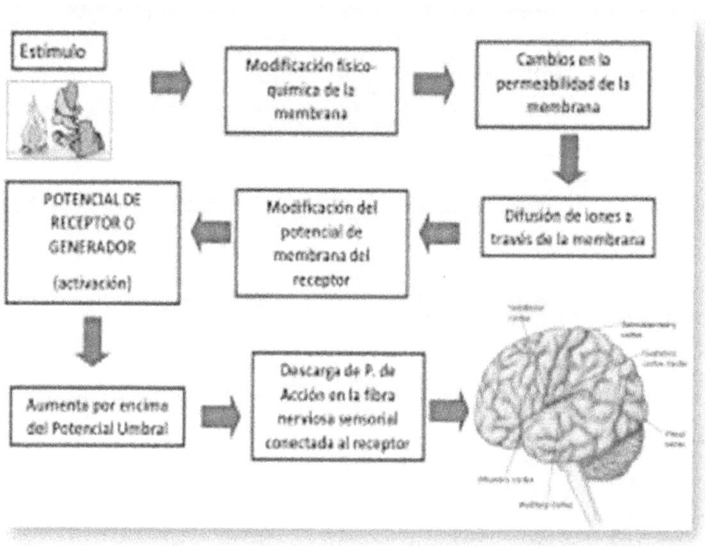

En los axones amielínicos la conducción es continua. La conducción nerviosa en los axones mielínicos puede ser 100 veces más rápida que en los axones amielínicos. Los impulsos nerviosos no pueden propagarse a través de la hendidura sináptica.

Por ello, en las sinápsis se precisa de una sustancia química, los neurotransmisores, que facilitan la transmisión de los impulsos nerviosos entre las distintas células. En las terminales sinápticas, la neurona presináptica libera un neurotransmisor que difunde en la hendidura sináptica y actúa en receptores de la membrana plasmática, de la neurona postsináptica. La unión de los neurotransmisores con sus receptores ocasiona la apertura de canales iónicos y permite el flujo de iones específicos a través de la membrana. De acuerdo con el tipo de iones que admiten los canales, el flujo iónico produce despolarización (y, por tanto, se transmite el impulso nervioso) o hiperpolarización (y, por tanto, se frena la transmisión del impulso nervioso).

El Tono Muscular

Es la contracción permanente, involuntaria, de grado variable, de carácter reflejo, encaminada a conservar una actitud y a mantener dispuesto el músculo para una contracción voluntaria subsiguiente. Su control se da gracias a estructuras centrales y periféricas como se evidencia a continuación.

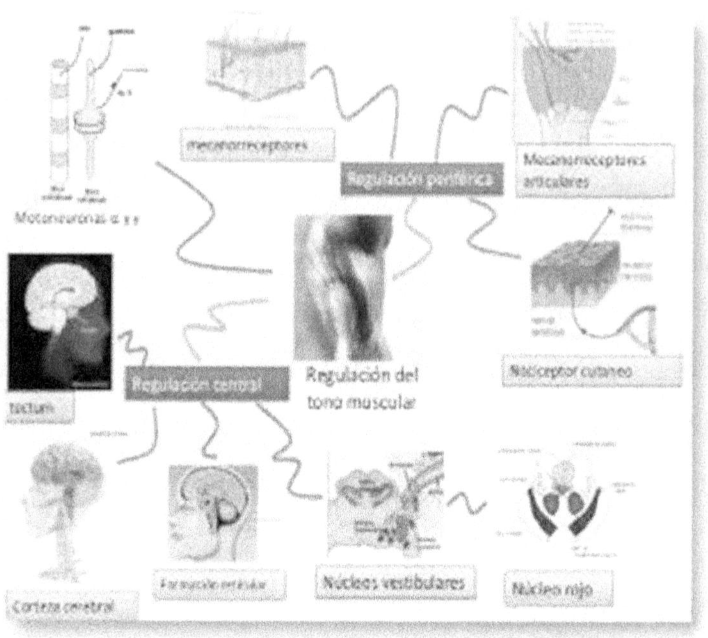

El tono del músculo esquelético depende del nivel de actividad de las motoneuronas gamma. Cuando se incrementa el nivel basal de descarga de las motoneuronas gamma estas incrementan la contracción de los extremos de las fibras intrafusales, provocando tensión en los receptores, se incrementa su nivel de descarga que se propaga a lo largo de las fibras aferentes a la médula espinal produciendo estimulación de las motoneuronas alfa que inervan el propio músculo, así se incrementa la tensión del músculo.

Fisiología del Tacto

Las diferentes modalidades sensoriales pueden agruparse en dos categorías: los sentidos generales y los especiales. Los sentidos generales abarcan los sentidos somáticos y los viscerales. Los sentidos somáticos incluyen la sensibilidad superficial o exteroceptiva (tacto, dolor y temperatura superficial) y sensibilidad propioceptiva o profunda (de músculos y articulaciones, y de los movimientos de la cabeza y extremidades). Las sensaciones viscerales aportan información acerca del estado de los órganos internos.

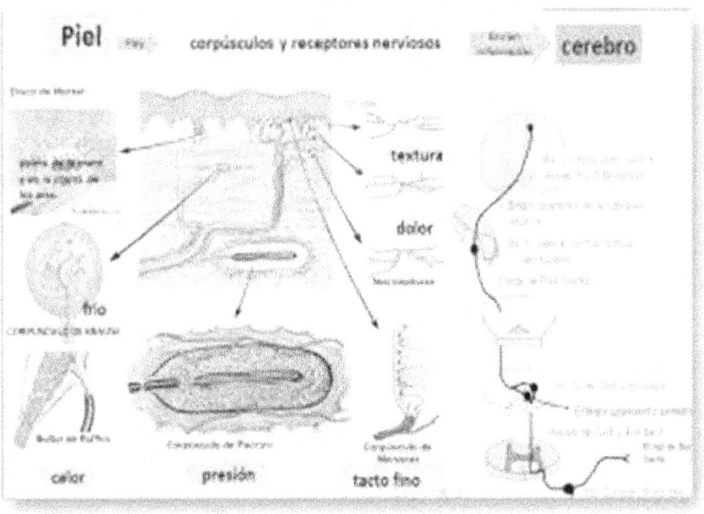

Los sentidos especiales abarcan las modalidades de olfato, gusto, visión, audición y equilibrio.

Vías Sensitivas Somáticas

Los receptores sensoriales de los sentidos generales están situados en la piel y mucosas (receptores táctiles, termorreceptores, receptores del dolor), en los músculos, tendones y articulaciones (receptores propioceptivos). Cuando estos receptores se estimulan transmiten su información al SNC a través de una serie de neuronas conectadas entre sí, llamadas de 1°, 2° y 3° orden. Las neuronas de primer orden son las que se encuentran en los ganglios raquídeos de la raíz posterior. Las neuronas de segundo orden se encuentran en la medula espinal o tronco cerebral y conducen los impulsos hasta el tálamo. Las neuronas de tercer orden se encuentran en el tálamo y transmiten los impulsos al área somatosensorial de la corteza cerebral.

Una vez las fibras sensitivas llegan a la médula espinal y ascienden a la corteza cerebral por dos vías generales: la vía posterior y la vía espinotalámica.

La vía posterior está formada por fibras sensitivas que transportan la sensibilidad propioceptiva, el tacto discriminativo y la estereognosia (reconocimiento de forma, textura y tamaño). Estas fibras después de entrar en la médula espinal por la raíz posterior se sitúan en los cordones posteriores (fascículos de Goll y Burdach), ascendiendo hasta el bulbo, donde hacen sinápsis con la neurona de segundo orden. El axón de la neurona de 2° orden cruza la línea media y alcanza el tálamo donde hace sinápsis con la neurona de 3° orden. Esta neurona transmite los impulsos sensoriales al área somatosensorial (circunvolución parietal ascendente).

La vía espinotalámica la forman fibras que transportan la sensibilidad termoalgésica y tacto no discriminativo. Estas fibras entran a la médula espinal por la raíz posterior, se sitúan en la sustancia gris medular dónde hacen sinápsis con la neurona de segundo orden. Los axones de estas neuronas cruzan hacia el lado opuesto y ascienden hasta el tálamo en los fascículos espinotalámica. En el tálamo hacen sinápsis con la neurona de tercer orden, cuyo axón se proyecta al área somatosensorial de la corteza cerebral.

En el área somatosensorial las neuronas están situadas de forma ordenada de manera que cada región del cuerpo está representada en la corteza cerebral. Hay algunas partes corporales, por ejemplo, labios, cara, lengua y pulgar, que están representadas por áreas más grandes de la corteza somatosensorial El tamaño relativo de estas áreas es proporcional al número de receptores sensoriales en la parte corporal respectiva.

Fisiología del Movimiento

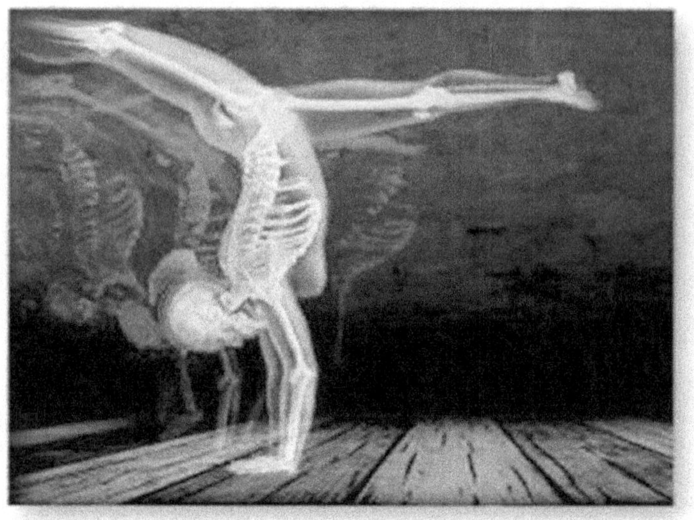

La regulación de los movimientos corporales implica la participación de diversas regiones del encéfalo. Las áreas motoras de la corteza cerebral desempeñan una función importante en el inicio y control de los movimientos precisos. Los ganglios basales ayudan a establecer el tono muscular normal y a integrar los movimientos automáticos semivoluntarios, mientras que el cerebelo ayuda a la corteza y ganglios basales a lograr movimientos coordinados, además de facilitar el mantenimiento de la postura normal y el equilibrio. Hay dos tipos principales de vías motoras: las directas o Piramidal y las indirectas o Extrapiramidal.

Vía Piramidal o Vía Corticoespinal

Las fibras se originan en las neuronas motoras del área motora primaria (primera neurona) y sus axones transportan impulsos nerviosos para los movimientos voluntarios de los músculos esqueléticos.

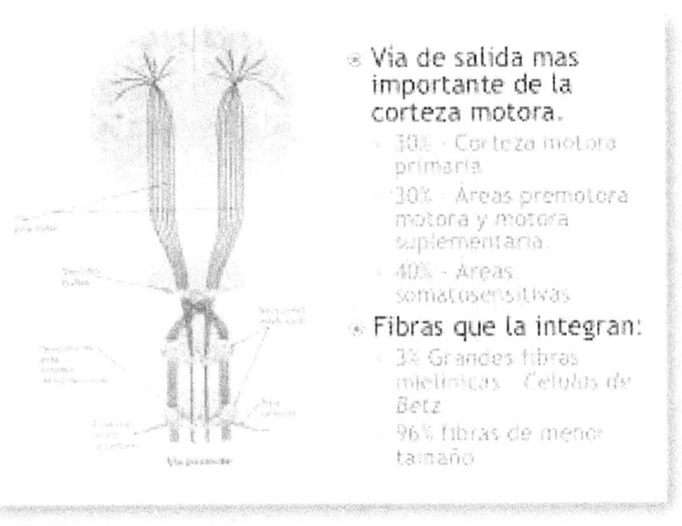

Estos axones descienden por la cápsula interna (región de sustancia blanca situada entre los ganglios basales) hacia el tronco cerebral. En la parte anterior del bulbo raquídeo el

90% de los axones presenta decusación al lado contralateral. De esta forma, la corteza motora del hemisferio derecho controla los músculos de la mitad corporal izquierda y viceversa. Los axones de la primera motoneurona terminan en núcleos de nervios craneales en el tronco del encéfalo o en el asta anterior medular (segunda motoneurona). Los axones de la segunda motoneurona transmiten los impulsos nerviosos hacia los músculos esqueléticos de la cara y cabeza (a través de los nervios craneales), tronco y extremidades (a través de los nervios espinales).

Vías Motoras Indirectas o Extrapiramidales

Las vías extrapiramidales comprenden el resto de los fascículos motores somáticos.

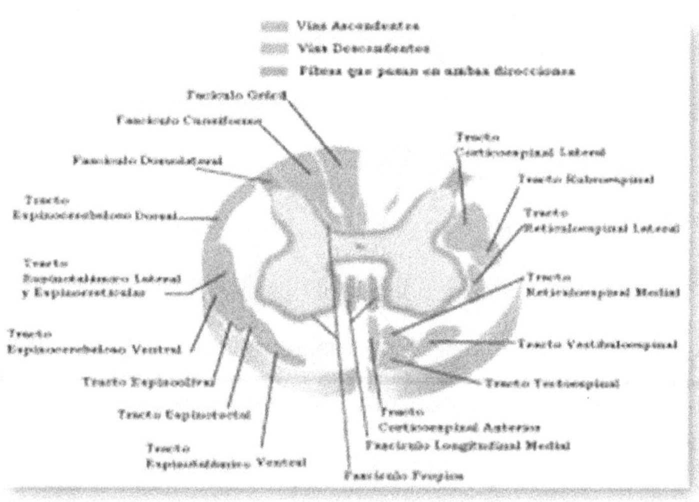

Los impulsos nerviosos se conducen por estas vías en circuitos polisinápticos complejos que abarcan corteza motora, ganglios basales, sistema límbico, tálamo, cerebelo, formación reticular y núcleos del tronco encefálico.

Fisiología de los Reflejos

Los reflejos son reacciones automáticas, previsibles y rápidas que se emiten en respuesta a los cambios en el medio.

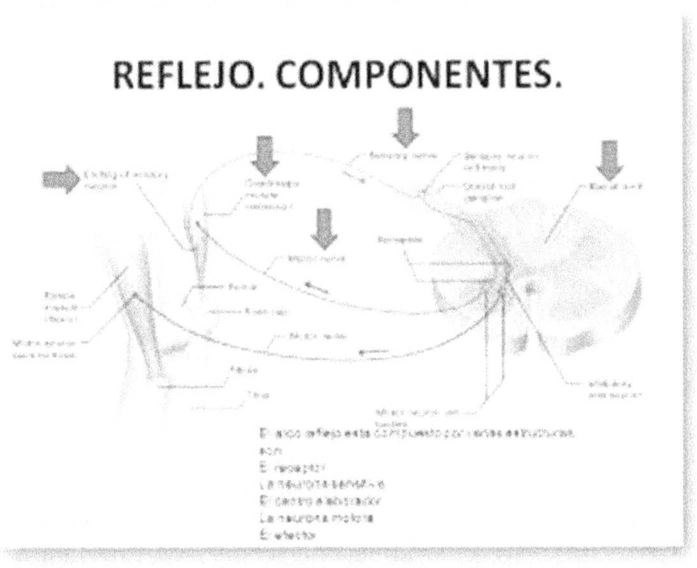

La trayectoria que recorren los impulsos nerviosos y que producen un reflejo constituye un arco reflejo, el cual está formado por:

* Receptor sensorial, el extremo distal de una neurona sensorial u otra estructura asociada sirven como receptor sensorial y reacción ante un estímulo específico.

* Neurona sensorial, la cual recibe y propaga los impulsos sensoriales hasta el extremo final de su axón situado en la sustancia gris medular o del tronco cerebral (reflejos craneales).

* Centro de integración, formado por una o más regiones de sustancia gris dentro del SNC. En los reflejos más simples, este centro lo constituye una sola sinápsis entre la neurona sensitiva y motora.

* Neurona motora, por la cual salen los estímulos producidos por los centros de integración hacia una parte corporal específica.

* Efector, es la parte del organismo que responde al estímulo de la neurona motora. Cuando el efector es un músculo esquelético constituye un reflejo somático. Cuando el efector es un músculo liso o cardiaco o una glándula, entonces se trata de un reflejo visceral.

Algunos reflejos importantes son:

Reflejo Miotático: en el interior de los músculos existe una zona llamada huso muscular, donde existen receptores que informan de los cambios de longitud del músculo. Si el músculo se estira, estimula los receptores del huso los cuales envían impulsos a la medula espinal a través de la raíz posterior. En la medula espinal la neurona sensorial produce una sinápsis con la neurona motora del asta anterior, la cual envía impulsos al músculo para que se contraiga y cese la extensión del músculo. Este arco reflejo funciona continuamente manteniendo un cierto grado de contracción muscular o tono muscular. De la misma forma que las fibras llegan a la medula, otras fibras que provienen del huso muscular ascenderán para informar a distintas áreas del encéfalo, las cuales enviarán órdenes a la médula espinal para regular el movimiento.

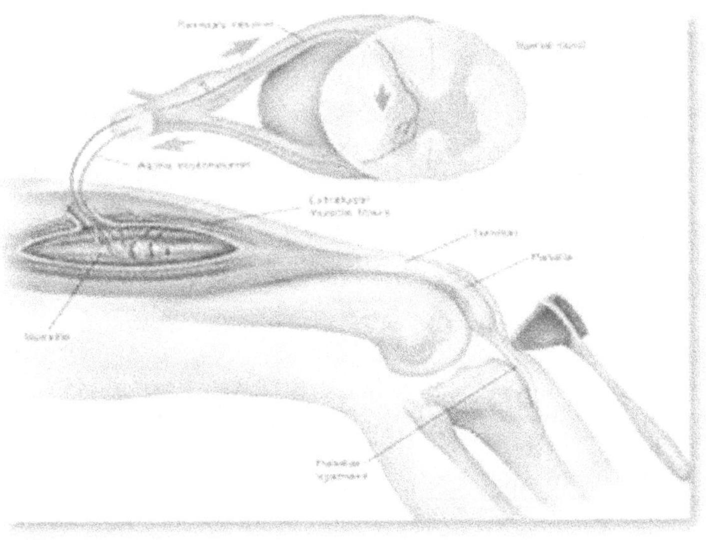

Reflejo Miotático Inverso: en el interior de los tendones musculares existen receptores de tensión (órgano tendinoso de Golgi), los cuales detectan los aumentos o descensos en la tensión del tendón debidos a estiramiento pasivo o contracción del músculo. Si la tensión del tendón aumenta debido a la contracción muscular se enviarán impulsos a la médula que inhibirán a las neuronas motoras para que el músculo no se contraiga más. De esta manera el reflejo de tensión protege el tendón y el músculo contra lesiones que pudiera ocasionar un exceso de tensión.

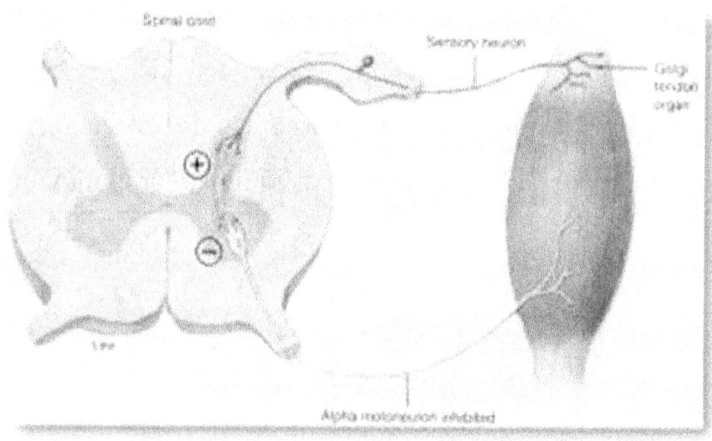

Spinal cord
Sensory neuron
Golgi tendon organ
Alpha motoneuron inhibited

LOS SENTIDOS ESPECIALES

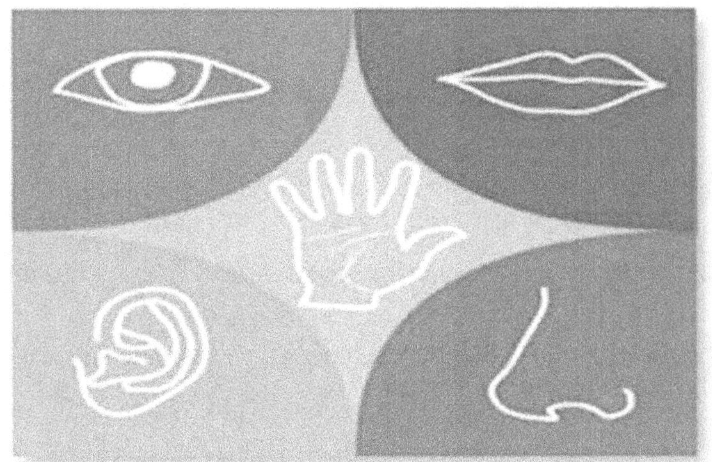

La Vista

El ojo humano está constituido por diversas estructuras situadas dentro y fuera de la cavidad orbitaria. La cavidad orbitaria u órbita es una cavidad ósea de forma piramidal con el vértice posterior, constituida por siete huesos del cráneo que contienen en su interior el globo ocular, y sus músculos, vasos y nervios.

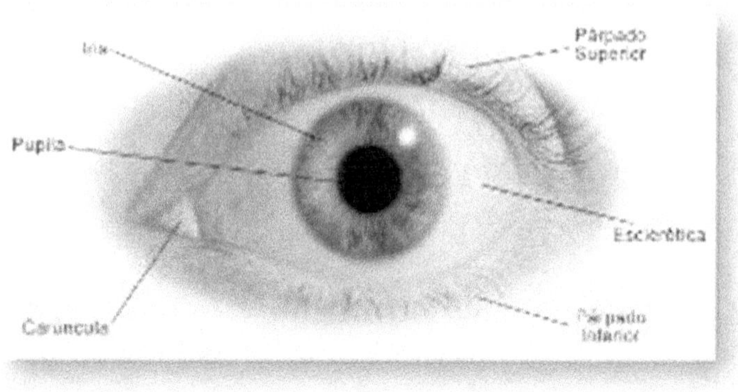

Las estructuras accesorias del ojo son los párpados, pestañas, cejas, conjuntiva, músculos extrínsecos del ojo y aparato lagrimal.

Párpados: son dos pliegues cutáneos móviles que cierran por delante la cavidad orbitaria y protegen el globo ocular de la luz excesiva y cuerpos extraños. También cubren los ojos durante el sueño y ayudan a mantenerlo húmedo distribuyendo las lágrimas sobre los globos oculares. Externamente están cubiertos de una piel muy fina e internamente por una mucosa llamada conjuntiva. El esqueleto del párpado lo constituye una fina capa de tejido conjuntivo. En la cara interna de los párpados encontramos glándulas sebáceas cuya secreción impide que los párpados se adhieran unos a otros. El párpado superior, de mayor movilidad que el inferior, comprende en su porción superior el músculo elevador del párpado superior. En el borde de los párpados surgen unos pelos cortos que protegen de la entrada de cuerpos extraños (pestañas). Asimismo, por arriba del párpado superior, las cejas, en forma de arco, protegen al globo ocular contra cuerpos extraños y sudor.

Conjuntiva: es una mucosa que recubre la cara interna de los párpados y la parte anterior del globo ocular excepto la córnea. La conjuntiva se continúa con el epitelio que cubre la córnea. La conjuntiva es una cubierta protectora muy vascularizada compuesta por un epitelio cilíndrico estratificado con numerosas células caliciformes.

Aparato lagrimal: está formado por un grupo de estructuras que producen y drenan las lágrimas. Las glándulas lagrimales están situadas en el ángulo superoexterno de la órbita. Las lágrimas son una solución acuosa que contiene sales, moco y lisozima, una enzima protectora que destruye las bacterias. La secreción lagrimal la forman la secreción acuosa de las glándulas lagrimales, la secreción mucosa de la conjuntiva y la secreción sebácea de las glándulas sebáceas de los párpados. El movimiento de pestañeo de los párpados extiende de manera intermitente las lágrimas por el ojo y evita que se seque. Las lágrimas se recogen en el borde interno de los párpados donde se encuentra el saco lacrimal y de aquí, a través del conducto lacrimonasal, drenan en las fosas nasales, debajo del cornete nasal inferior.

Músculos extraoculares: son seis y permiten el movimiento del globo ocular en todas las direcciones. Están inervados por los pares craneales III, IV o VI.

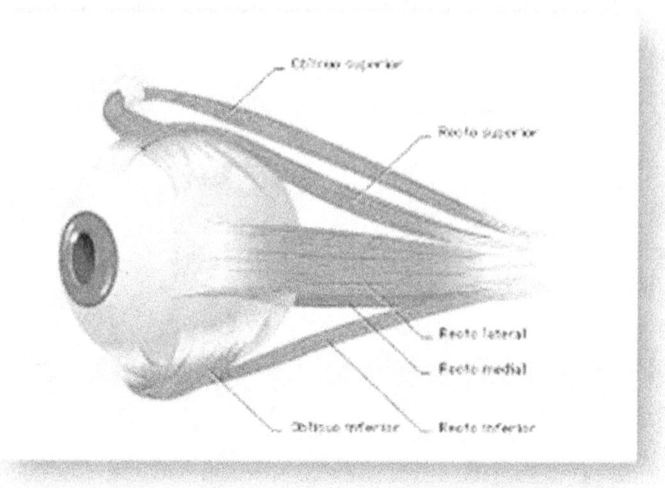

Dichos músculos son los rectos superior, inferior, externo e interno del ojo, y los oblicuos superior e inferior oculares.

El Globo Ocular

El globo ocular es el órgano de la visión. Está situado en la parte anterior de la órbita, rodeado por grasa periocular que lo protege. Está compuesto por tres capas concéntricas:

Capa fibrosa: Es la más externa. Está formada por tejido conectivo denso y consta de dos regiones: esclerótica posterior y córnea anterior:

• Esclerótica: forma las 5/6 partes posteriores del ojo. Es de color blanco, opaca, y se continúa por su parte posterior con la duramadre que cubre el nervio óptico. Es la capa más fuerte y protectora y representa el "esqueleto" del ojo.

• Córnea: ocupa la parte anterior del globo ocular. Es transparente y constituye la zona por dónde entra la luz al ojo.

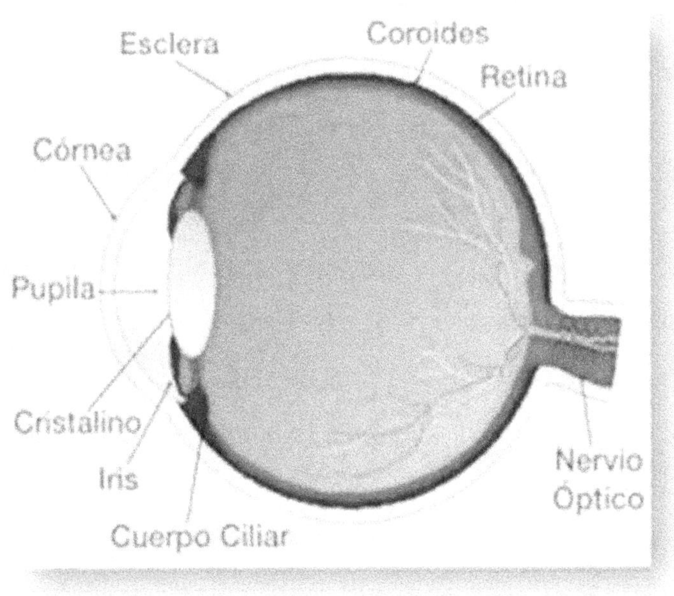

Capa vascular o úvea. Es la capa intermedia vascular y pigmentada. Está formada por tres regiones diferentes: coroides, cuerpo ciliar e iris.

• Coroides: ocupa 5/6 partes posteriores de la úvea. Está situada entre la esclerótica y la retina. Su función básica es la nutrición de otras estructuras del globo ocular. Contiene pigmentos (melanocitos) que tienen como función la absorción de la luz por evitar la dispersión de la misma dentro del globo ocular.

• Cuerpo ciliar: por la parte anterior, la coroides tiene un engrosamiento circular que forma el cuerpo ciliar, el cual tiene unos procesos ciliares que sintetizan el humor acuoso y se unen con ligamentos al cristalino. El músculo ciliar es una banda circular de músculo liso que modifica la forma del cristalino interviniendo en la acomodación del cristalino a la visión cercana o distante.

• Iris: por delante del cuerpo ciliar, la coroides se adelgaza y forma el iris que presenta un agujero central, llamado pupila. El iris contiene pigmentos que protegen el paso de la luz y el color de los ojos depende de su distribución. El iris contiene dos músculos, el músculo constrictor de la pupila (circular) inervado por el sistema nervioso parasimpático y el músculo dilatador de la pupila (radial) inervado por el sistema nervioso simpático. Estos músculos modifican la medida de la pupila para regular la cantidad de luz que entra en el ojo.

Capa sensorial o retina: Es la capa más interna. Está formada por diez capas de células entre las que hay los receptores de la luz o fotoreceptors, los cuales transmiten la información visual al nervio óptico:

• Conos: receptores sobre todo de los colores y principales responsables de la capacidad de resolución de los objetos.

• Bastones: su principal función es la visión nocturna.

Si miramos desde la córnea el interior del ojo (fondo de ojo) observamos el color rosa/naranja de la coroides que se transparenta a través de la retina. En la parte posterior de la retina podemos distinguir una zona más pálida, la papila óptica o mancha ciega que es el lugar por donde el nervio óptico sale del globo ocular. La papila contiene sólo fibras nerviosas y no tiene foto receptores y por lo tanto, es insensible a la luz. Hay otra zona denominada fóvea central o mácula lútea o mancha amarilla, situada a unos 3 mm de la papila (más lateral) que corresponde a la zona de mayor agudeza visual, la cual sólo contiene conos.

Detrás del iris hay una lente biconvexa transparente avascular o cristalino, que es una estructura elástica, con una diámetro aproximado de 1cm unida al músculo ciliar a través de un ligamento. Su función es la acomodación, que consiste a variar la capacidad de refracción de la luz con el objetivo de poder enfocar en la retina. El cristalino divide el globo ocular en dos cavidades:

• Cavidad posterior o vítrea, que contiene humor vítreo, una sustancia transparente y gelatinosa que ocupa el espacio entre el cristalino y la retina.

• Cavidad anterior, que está ocupada por humor acuoso. El iris divide la cavidad anterior en dos cámaras: o Cámara anterior, situada entre el iris y la córnea.

El humor acuoso se sintetiza en el cuerpo ciliar y pasa a la cámara anterior a través de la pupila. Se reabsorbe hacia la sangre venosa a través de unos espacios situados en el ángulo que forman el iris y la córnea. Proporciona nutrientes al cristalino y a la córnea, estructuras avasculares.

Fisiología de la Visión

Para la correcta visión es preciso que la imagen que estamos mirando se refleje en la retina. Cuando los rayos luminosos pasan de un medio transparente, como la atmósfera, a otro translúcido como varias estructuras oculares, se desvían en el punto donde se unen los dos medios (refracción) La capacidad de refracción del ojo depende de diferentes estructuras oculares:

• La córnea tiene 2/3 de la capacidad de refracción

• El humor acuoso, vítreo y cristalino tiene el 1/3 restante, con la característica de que el cristalino puede modificar su capacidad de refracción (acomodación) La llegada de la luz a la retina estimula los fotorreceptores (conos y bastones) generando impulsos nerviosos. Los conos y los bastones contienen un fotopigmento (rodopsina), el cual por acción de la luz se descompone en opsina (una proteína) y retinal (derivado de la vitamina A). Esta descomposición de la rodopsina genera un potencial que despolariza los conos y los bastones ocasionando impulsos visuales.

Estos impulsos nerviosos son transmitidos a través del nervio óptico hacia el quiasma óptico donde las fibras de los dos nervios se cruzan parcialmente. Se cruzan sólo las fibras que provienen de la retina nasal (que recogen los impulsos del campo visual temporal o externo). Las fibras de la retina temporal no se cruzan.

Desde el quiasma óptico las fibras van hacia el tálamo (formando las cintillas ópticas) y desde aquí al córtex occipital, área visual primaria.

La Audición

El oído es el aparato de la audición y del equilibrio está constituido por un conjunto de órganos que tienen como finalidad la percepción de los sonidos y contribuir al mantenimiento del equilibrio cinético y estático.

Anatómicamente se compone de tres partes: oído externo, oído medio y oído interno.

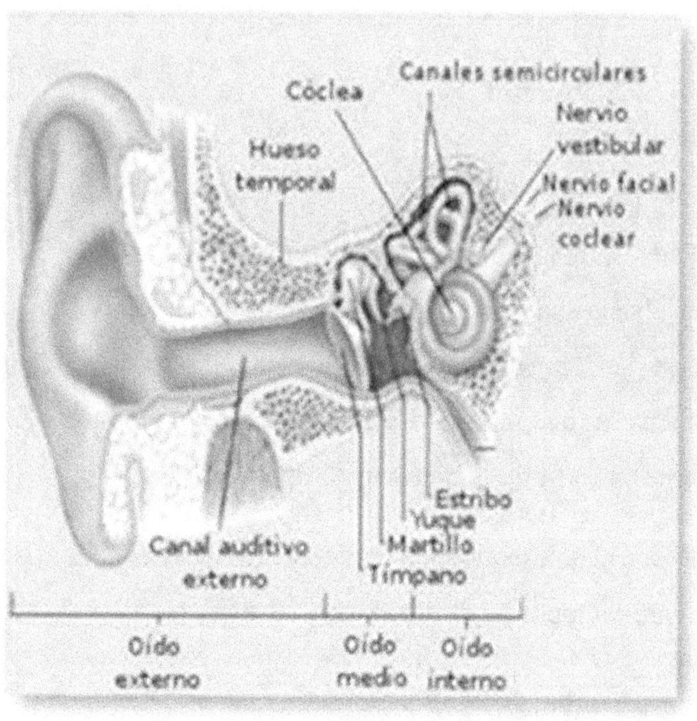

El oído externo está constituido por las siguientes estructuras:

Pabellón auricular: es un pliegue cutáneo con esqueleto cartilaginoso con varias concavidades y eminencias que recoge los sonidos y los transmite hacia el conducto auditivo externo.

Conducto auditivo externo o CAE: es un conducto de esqueleto cartilaginoso y óseo que se dirige desde el pabellón auricular hasta el tímpano. El primer tercio externo del CAE está rodeado de cartílago y el resto se sitúa dentro del hueso temporal. Cerca de su abertura exterior, el CAE tiene pelos y glándulas ceruminosas que producen cerumen. El cerumen junto con los pelos evita la entrada de polvo y cuerpos extraños en el oído.

El oído medio (también denominado caja del tímpano) es una cavidad pequeña en el interior del temporal. Está separado del oído externo por el tímpano o membrana timpánica, y del oído interno por la ventana oval. En su interior, unidos porligamentos, están tres huesos, los huesecillos, conectados entre sí mediante articulaciones sinoviales.

Tímpano o membrana del tímpano es una membrana de tejido conjuntivo con fibras elásticas recubierta por epitelio por ambos lados. Es de color gris y de aspecto de nacarado. Su función es transformar las ondas sonoras del aire en vibraciones mecánicas que estimulan los huesecillos del oído.

Huesecillos: son tres y se denominan según su forma. El martillo está unido a la cara interna del tímpano y su cabeza se articula con el yunque. El yunque, es el hueso intermedio, se halla unido a la cabeza del estribo, cuya base se inserta en la ventana oval. El martillo está unido a un músculo que previene el daño en el oído interno al aumentar la tensión del tímpano ante ruidos muy fuertes. Los movimientos del tímpano se transmiten y amplifican a través de los huesecillos por el oído medio hasta el oído interno.

La pared anterior del oído medio se comunica con la nasofaringe a través de la trompa de Eustaquio.

Fisiología de la Audición

Cuando se produce un sonido, las ondas sonoras penetran en el conducto auditivo externo con la ayuda del pabellón auricular. En el extremo interno del conducto chocan con la membrana timpánica y la hacen vibrar. De esta forma las ondas sonoras se transforman en vibraciones mecánicas. Estas vibraciones se transmiten a la cadena de huesecillos, dónde se amplifican, y se transmiten a la ventana oval. La ventana oval está en contacto, a través de una membrana, con la perilinfa de la rampa vestibular del caracol. Las vibraciones de la cadena de huesecillos provocan ondas en la perilinfa, las cuales hacen vibrar la membrana basilar. La vibración de la membrana basilar se transmite a la membrana tectórica ocasionando que los cilios del órgano de Corti se muevan y esto genera potenciales de acción en estas células ciliadas. Los impulsos nerviosos se transmiten a neuronas del ganglio coclear (situado dentro del oído interno) y, a través de la rama coclear del VIII par craneal, se transporta la información a núcleos del tronco, después a núcleos del tálamo y finalmente al córtex auditivo.

El Equilibrio

El oído interno (también denominado laberinto) está formado por unas cavidades óseas (laberinto óseo) que en su interior tienen unos sacos membranosos llenos de líquido (laberinto membranoso).

El laberinto óseo está dividido en tres áreas que reciben nombres de acuerdo con su forma: caracol o cóclea (anterior), vestíbulo (medio) y canales semicirculares (posterior). El laberinto membranoso está situado dentro del laberinto óseo y en general, sus conductos tienen la misma forma que el laberinto óseo. Entre el laberinto óseo y el membranoso hay un líquido llamado perilinfa. El interior del laberinto membranoso está también lleno de líquido denominado endolinfa.

El vestíbulo es la parte mediana del laberinto óseo. El laberinto membranoso a este nivel forma dos sacos, el utrículo y el sáculo. El utrículo es el más grande de los dos sacos del vestíbulo membranoso y en el cual confluyen los conductos semicirculares. Es un órgano que pertenece al sentido del equilibrio. El sáculo se comunica por la parte posterior con el utrículo y por la parte anterior con la parte membranosa del caracol.

Los canales semicirculares óseos están dispuestos siguiendo los tres planos del espacio. En el interior de los canales semicirculares se sitúan los conductos semicirculares membranosos, los cuales se comunican con el utrículo del vestíbulo. Cada conducto tiene una dilatación en su extremo, la ampolla, que contiene un área sensorial.

Por delante del vestíbulo se sitúa la cóclea o caracol óseo que recibe este nombre debido a que tiene la forma de la concha de un caracol. Una sección transversal de la cóclea nos muestra que está formado por tres canales o rampas, separadas entre sí por membranas:

• Rampa vestibular, que comunica con la ventana oval y es la más superior.

• Rampa timpánica, es la más inferior y se encuentra por debajo de la membrana basilar.

• Rampa mediana o coclear, separada por una fina membrana de la rampa vestibular y por la membrana basilar de la rampa timpánica. En el interior de la rampa mediana, por encima de la membrana basilar, se encuentra el órgano de Corti que contiene células ciliadas la cuales son los receptores para la audición. Por encima de los cilios existe una sustancia gelatinosa denominada membrana tectòria, que cuelga sobre las células ciliadas. Las rampas vestibular y timpánica contienen perilinfa mientras que en el interior de la rampa coclear hay endolinfa.

Fisiología del Equilibrio

Los órganos sensoriales implicados en el equilibrio se localizan en el vestíbulo (sáculo y utrículo) y en los canales semicirculares. El sáculo y el utrículo contienen células ciliadas que forman la mácula donde hay receptores sensitivos para el equilibrio estático o postural. Las células ciliadas maculares contactan con el movimiento con una capa gelatinosa que las recubre, la cual contiene como cristales en su interior, denominados otolitos. El cambio de posición de la cabeza genera potenciales de acción en las células ciliadas, las cuales se transmiten a través de la rama vestibular del VIII par craneal al encéfalo.

Los conductos semicirculares contienen células ciliadas sensoriales recubiertas por una estructura gelatinosa o cúpula. Las neuronas sensoriales de los conductos semicirculares membranosos detectan los movimientos de la rotación de la cabeza. El plano y el sentido de la rotación determinan cuál de los tres conductos es el más estimulado y en qué dirección. Cuando se produce una rotación de la cabeza, la cúpula del conducto afectado se inclina hacia un lado y estimula los cilios. Esto genera potenciales de acción que estimulan el ganglio vestibular y a través de la rama vestibular del VIII par craneal, los envía al encéfalo para informar del movimiento de la cabeza.

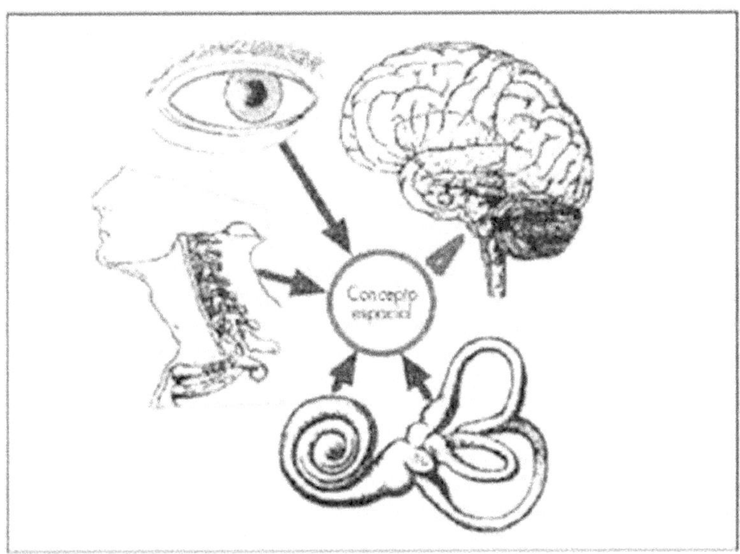

El Gusto

Los órganos sensoriales del gusto se encuentran, en su mayoría, en las papilas gustativas de la lengua.

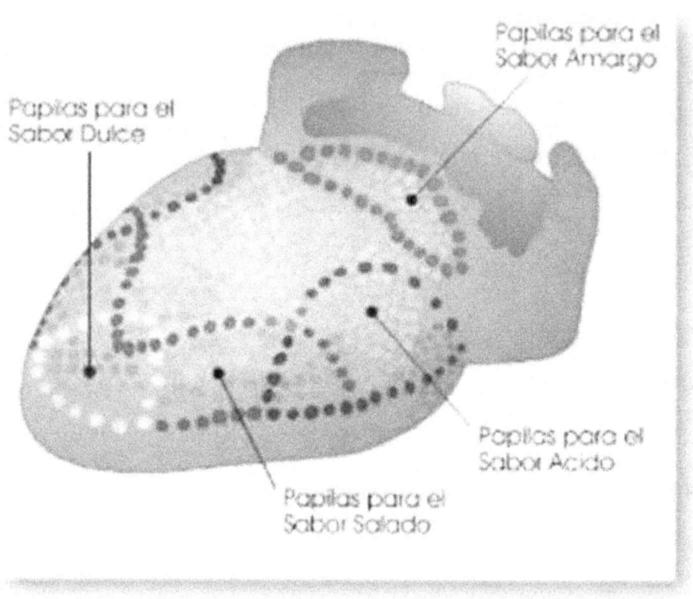

Los botones gustativos son quimiorreceptores que se estimulan por las sustancias químicas disueltas en la saliva. Los botones gustativos están formados por receptores sensoriales rodeados por células de sostén. Los receptores gustativos tienen pequeños cilios que se proyectan en un poro bañado en saliva.

Los receptores sensoriales se estimulan, al menos en algún grado, por casi todas las sustancias químicas. Sin embargo, funcionalmente, cada botón gustativo está especializado en sólo uno de los cuatro sabores primarios: agrio, amargo, dulce y salado. Los impulsos nerviosos generados por la estimulación de los receptores sensitivos se transmiten a través del nervio facial (dos tercios anteriores de la lengua) y el nervio glosofaríngeo (tercio posterior de la lengua) al encéfalo.

El Olfato

El órgano sensorial del olfato consta de neuronas receptoras olfatorias situadas en la parte superior de la mucosa nasal. Estas neuronas poseen cilios olfatorios que se estimulan por las sustancias químicas disueltas en el moco que recubre el epitelio nasal.

Cuando los receptores sensoriales del epitelio olfatorio se estimulan, se genera un potencial de acción que viaja a través de los axones de las neuronas olfatorias. Estos axones entran al cráneo tras atravesar la lámina cribosa y hacer sinapsis con los nervios olfatorios del bulbo olfatorio para transportar los impulsos nerviosos hasta áreas especializadas del encéfalo.

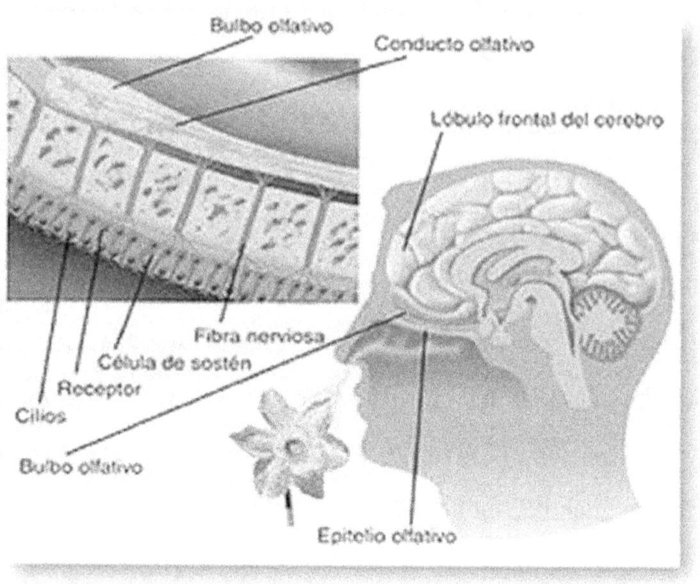

¨Las máquinas pueden aprender, recordar y calcular pero ellas no pueden programarse a sí mismas, mientras que el hombre conserva sus recuerdos y es capaz de programar dichas máquinas¨.

Bibliografía

Berne RM y Levy MN. Fisiología. 3ª ed. Madrid: Harcourt. Mosby; 2001.

Jacob S. Atlas de Anatomia Humana. 1ª ed. Madrid: Elsevier España, S.A. 2003.

Lumley JSP, Craven JL, Aitken JT. Anatomía esencial. 3ª ed. Barcelona: Salvat Editores S.A. 1985.

Netter FH. Atlas de Anatomia Humana. 3ª ed. Barcelona: Ed. Masson; 2003.

Neuroanatomía (Atlas), J.H. Martin, Ed. Prentice Hall

Neuroanatomía Clínica, R.S. Snell, Ed. Médica Panamericana

Neuroanatomía Funcional. A. Affifi y R.A. Bergman. 2ª edición. Ed. McGraw Hill

West JB. Bases fisiológicas de la práctica médica. 12 ª ed. Madrid: Editorial Médica Panamericana; 1993